아동심리분석과 카운셀링

이 상 길 편저

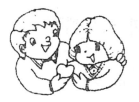

도서출판 한글

편자자에 대하여

* 고려대학교를 나와 한동안 교직에 있다가 약초재배에 관심을 가지고 한의학과 양의학을 비교 연구, 한양
의학연구소를 설립하여 의학과 심리학을 연구하게 되었고 한의학과 심리학에 관한 저서를 다수 집필하였
다. 한편 정치 사회에 관심을 가지고 사회 비평문을 집필하다가 정치와 사회의 비리와 추태를 한탄하다가
끝내는 절필. 이 책은 본시 공동 집필한 것으로 다른 사람 명의로 출판한 바 있으나 70%이상을 집필한
본인이 자기 명의로 발행할 것을 요구하여 그에 따랐다.

아동심리분석과 카운셀링

2007년 6월 15일 1판1쇄 발행
2008년 5월 10일 1판2쇄 발행
2009년 2월 15일 1판1쇄 발행
2009년 9월 5일 1판1쇄 발행
지은이 이 신 옥
발행자 심 혁 창
발행처 **도서출판 한글**
서울특별시 서대문구 북아현동221-7
☎ 02) 363-0301 / 영업부 02-362-3536
FAX 02) 362-8635
E-mail : simsazang@hanmail.net
등록 1980. 2. 20 제312-1980-000009

△ 파본은 교환해 드립니다

IN GOD WE TRUST

정가 10,000원

ISBN 978-89-7073-302-9-03130

머 리 말

　중국의 당나라 학자 유종원(柳宗元)이 쓴 '임강(臨江)의 사슴'이라는 예화가 있습니다. 임강에 사는 농부가 사냥을 갔다가 새끼사슴 한 마리를 잡아왔습니다.

　농부는 집에서 기르는 개들은 때리고 꾸짖고 쫓고 하면서도 사슴 새끼만은 안고 끼고 애지중지 길렀습니다. 마침내 개들도 주인 눈치를 보며 사슴 새끼에게 비굴하게 굴고 엉켜 놀 때는 일부러 지는 척하고 나뒹굴어 주곤 하였습니다. 그러자 사슴 새끼는 자기가 세상에서 제일 강한 줄 알고 유아독존이 되었습니다.

　이렇게 집안에서만 자란 사슴이 3년 후에 문밖을 나가게 되었습니다. 길에서 놀던 많은 개들이 왕왕거리며 사슴에게 달려들었습니다. 사슴은 집안에서 하듯 그것들과 엉켜 놀려 했으나 개들은 별것 다 보겠다는 듯 달려들어 물어뜯어 피투성이를 만들었습니다. 사슴은 숨이 끊어질 때까지 왜 그렇게 죽어야 하는지 이해할 수가 없었습니다.

　자녀들의 과잉보호 대가가 바로 '임강의 사슴' 꼴이 되기 쉽습니다.

　현대 가정의 병폐는 아버지의 권위가 사라지고 반대로 커가는 것이 어머니의 입지라고 어떤 학자는 말했습니다. 어머니의 힘이 커지면서 어머니가 할 일, 곧 주부 임무의 소외 현상이 일어나고 있습니다.

청소는 가정부, 머리는 미용사, 재봉은 양장점, 빨래는 세탁소, 밥짓기는 전기 밥솥, 생선 굽기는 전자 레인지, 젖 먹이기는 소에게, 아기 보기는 유아원, 그림 지도는 학원 등 이렇게 하여 모자간을 결속시키는 체취 스민 정이 단절된 상태로 삽니다.

어느 부모나 '어떡하면 우리 아이 잘 기를 수 있을까' 하는 마음은 똑같을 것입니다. 그러한 부모님은 '자녀를 매로 키울 것인가, 말로 키울 것인가'를 생각하지 않을 수 없을 것입니다. 진심으로 자녀를 사랑하는 가슴으로 양육하고 싶은 이들에게 이 책은 많은 것을 가르쳐드릴 것입니다.

미국과 일본 사람은 자녀를 어떻게 양육하며 유대교육과 스파르타교육은 어떤 특성이 있는가를 소개하고 있습니다.

끝으로 이 책이 나오기까지 수고하신 여러분들께 감사를 드립니다.

저　자

차   례

I

아이들의 심리

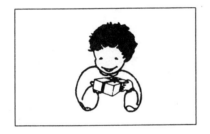

1. 부모가 모르는 자녀의 감정(1)

대개의 어머니들은 "우리 아이들이 행복하기만 바랄 뿐이야." 하는 말을 입버릇처럼 한다. 그러나 아이들은 정반대다.

"우리 어머니는 내 일에 너무 참견하지 말았으면 좋겠어. 그래서 내가 괴로워하는 걸 모르셔. 어머니가 좋은 사람이 되라, 훌륭한 사람이 되라 하는 말에 이제는 지쳐 버렸어. 나를 미치게 만든단 말이야."한다.

어떤 어머니는 자기네 자녀가 훌륭하고 이름있는 학교에 못 다니는 것을 한스럽게 말한다. 친구 사이에 자녀에 대한 이야기를 하다가도 학교 이야기만 나오면 기가 죽어버린다. 그러나 그의 대학 신입생인 아들은 말하리라.

"우리 어머니는 나의 삶을 대신 살아주려고 하신단 말이야. 비 오는 날 우산을 받쳐주지 않으면 내가 비에 녹아버릴 줄 생각되시는 모양이야. 제발 내버려 두어 주셨으면 좋겠어."라고.

부모들은 '저것들이 장차 훌륭한 사람이 되어야 할 터인데, 저것들의 성공을 위한 길이라면 어떠한 희생이라도 달게 받을 테야.'한다. 그러나 자녀들을 말하기를,

"우리 아버지는 우리들의 장래에 대해 지나치게 걱정하셔. 그 반면에 현재의 우리들의 입장에 대한 이해는 없으시거든. 나의 장래가 아버지의 기대대로 될는지 나는 보장할 수 없어."

하게 될 것이다. 부모가 생각하는 것에 대해 자녀는 분명 이렇게 생각하고 있다는 것을 알아야 한다.

2. 부모가 모르는 자녀들의 감정(2)

부모들은 자녀의 건강에 대하여 항상 걱정을 한다. 조금만 몸이 불편한 기색을 보이면 큰 일이나 난 듯이 서두른다. 이 사람 저 사람에게 묻기도 하고 의사에게 데리고 가려고도 하고 기도를 드리기도 한다. 그런데 자녀들은 그것을 못마땅하게 여긴다. 그들은 이런 말을 할 것이다.

"우리들은 부모 앞에서는 재채기나 기침도 마음대로 못한단 말이야. 큰 일이나 난 듯이 생각하니 말이지."

자녀들이 혹 들놀이나 무슨 파티에라도 가겠다면 부모들은 또 잔소리를 한다.

"조심해라 먹는 것이나 노는 것도 말이야. 그리고 너무 어색하게 굴지 말아라. 가슴을 펴고 발을 질질 끌지 말고 사내답게 다녀" 한다. 그러나 10대의 자녀들은 그것을 좋아하지 않는다.

"우리 부모는 너무 간섭이 심하단 말이야. 나를 마치 어린 아이처럼 여기거든. 그저 타이르기만 하면 다 되는 줄 아시니 걱정이야." 할 것이다.

이처럼 부모와 자녀와의 생각에는 현저한 차이가 있다는 사실을 부모들이 알아야 할 것이다.

3. 자녀의 감정은 어떻게 이해해야 될까?

부모들이 자녀에 대하여 많은 관심을 갖게 되는 것은 당연한 일이다. 부모들은 자기들의 자녀가 행복하고 건강하고 평안하게 살기를 원한다. 그러나 부모들의 이러한 사랑이나 노력의 대가는 너무도 기대에 어긋날 때가 많다.

10대 소년 소녀들은 부모들의 지나친 관심이나 충고에 대하여 반발을 일으킬 때가 많으며 오히려 자기들 스스로 독립해서 무엇이든지 할수 있다는 것을 과시하기를 원한다. 이들은 인격적인 면에서 뿐 아니라 경제적으로도 독립하기를 원한다. 이들은 부모의 주머니 사정은 생각하지 않고 당당한 권리나 있는 듯이 생각하며 저희들의 요구를 제대로 들어주지 않으면 자기들의 일을 방해하며 간섭하는 것으로 여긴다. 또 자기들에 대하여 세심한 관심을 가져주면 어린 아이로 취급한다고 불평하고 타이르면 부모들이 자기들의 일거일동을 지배하려 든다고 생각한다. 어쨌든 자율성이란 무엇보다도 중요한 것이다. 그러므로 부모는 자녀들의 자율성을 무시해서는 안된다. 그렇다고 자녀들이 하는 대로 방치해서도 안된다.

자녀들이 하려는 것. 가령 친구가 집에 왔을 때에 부모가 친절하게 대접해 주려든가 어떤 공작이나 숙제를 할 때에 도와 주려고 하면 도리어 귀찮게 생각하여 짜증을 낸다.

그러면 이들을 어떻게 지도하느냐가 문제다. 어떻게 하면 존경과 신뢰를 받으면서 그들과 함께 살아가며 부모로서의 임무를 다 할 수 있을까? 그 방법을 모색해 보려는 것이 이 장의 목적이다.

4. 사춘기의 반항심

아이들이 여나문 살쯤 되면 부모에 대하여 반항심이 생기게 된다. 보모들이 생각하고 원하는 것과는 반대 방향으로 가려고 하는 경향이 있는 것이다. 부모가 깔끔하고 산뜻하게 차려 놓으려고 하면 그들은 도리어 세수도 제대로 하지 않고 옷도 구질구질하게 입으려고 한다.

혹 손님이 와서 예의 바른 행동을 하라고 하면 일부러 하는 것이나 인사도 제대로 하지 않고 불손한 언동을 하려고 한다. 이웃 아이들이나 동급생들과 다정하게 지내라고 하면 곧잘 티격태격 싸우기도 한다. 실상은 친하게 지내면서도 부모 앞에서는 그러는 것이다.

자녀 교육에 유용한 것이라 생각하여 위인전이나 교양서적을 사다가 주면 구태여 저급한 만화나 어른들이 생각하기에는 아주 해로우리라고 생각되는 책들만 골라서 읽는 듯한 짓을 즐겨 한다. 또 신체의 단련을 위하여 운동하기를 권하거나 건강에 조심하라고 하면 구태여 불규칙한 생활을 하고 먹는 것이나 입는 것을 조심하지 않아서 공연히 부모에게 걱정을 끼친다. 더구나 담배나 술 따위를 입에 대지 말라고 하면 그다지 좋아하지는 않으면서도 부모 몰래 먹어 보려고 드는 것이 이들의 공통된 특성이라고 말할 수 있다.

이렇게 되면 부모들은 당황하게 된다. 갖은 수단을 다해 제압해 보고 꾸짖고 때려도 본다. 좋은 말로 타일러도 본다. 그러나 이들은 도리어 부모들을 조롱하고 원망하는 태도를 갖는다. 그러면 결국 위협하고 징벌하려고 들기 쉽다. 그렇다고 문제가 해결되는 것은 아니다.

이 때에 부모들은 극히 조심해야 된다. 조금만 잘못해도 아주 건질 수 없는 구렁텅이로 자녀들을 몰아넣기 쉽다. 그러면 어떻게 해야 될까? '막다른 골목에서는 물러서라'는 속담이 있다. 이것이 부모들에게 좋은 충고가 되지 않을까 싶다.

ⓐ 반항심의 원인은 무엇인가?

사춘기에 흔히 보게 되는 반항의 원인 하나는 어릴 때에 부모가 너무 보호해 주는 것이다. 지나치게 보호해 주면 의뢰심이 강하게 되어 사춘기에 이러르 정신적 이유(精神的 離乳)가 제대로 안 되는 일이 많다. 그래서 자립성과 사회성이 필요하게 될 때에는 한편으로 언제까지나 부모에게 의존하고 싶은 생각이 있는 동시에 한편으로는 부모의 구속에서 벗어나려는 생각이 일어나는 일종의 심리적 갈등이 일어나 반항을 하게 된다.

다시 말하면 부모는 자녀를 위하여 정성을 바친다 하지만 실제로는 자기중심적이 되어 자녀의 기분은 이해하지 않고 부모의 방식대로만 해나가려고 하는 경우에 반항이 일어난다. 특히 사춘기가 되면 이제까지는 부모에게 의존하고 있었지만 한 사람의 인간으로서 인정을 받고 싶게 된다. 이 독립된 인간으로서 주위 사람들에게 자기를 과시하려고 하는 생각이 있는 한편 사회적으로는 아직도 제대로의 인정을 받지 못하고 있는 사실에 불만을 품게 된다.

그래서 마음 속으로 의존과 독립이라는 이율배반적인 생각이 일어나 결국은 반항의 형태로 나타난다.

이러한 시기 곧 정신적 이유기에 있어서 부모가 자녀를 이해하지 못하고 종래의 방식을 그대로 고집하게 되면 자녀들은 반발심을 일으키게 된다.

　사춘기는 일명 반항기라고 할만큼 반항하려는 요소를 많이 가지고 있다. 심리학적으로는 사춘기를 제2반항기라고 말하는데 이 시기에는 정신적 발달이 상당히 급격한 변화를 일으키는 단계이다. 동시에 생리적으로도 위험한 시기이다. 따라서 보통 환경에서 자라난 보통 자질을 가진 아이들도 반항심이 일어날 가능성이 많다. 그러나 이 사춘기에 전연 반항이 없는 아이는 오히려 의지에 결함이 있든가 개성이 없는 사람이라고 할 수 있다.

　반항은 여러 가지가 있는데 첫째는 정신적 또한 신체적 발달에 따르는 정서적 불안정에서 오는 것으로서 일종의 생리적인 것이므로 너무 염려할 것은 없다.

　둘째는 정신적 억압과 갈등에서 일어나는 반항인데 그 원인이 해결되든지 적당히 처리되면 가라앉게 된다.

　셋째는 의식적 또는 의무적 보복의 형태로 일어나는 반항으로서 급속히 비행의 형태로 나타나기 쉽다. 이런 경우에는 부모나 교사의 약점을 들추어서 들고 일어나기 때문에 다루기 어렵다. 또 반항의 근거도 깊기 때문에 오래 지속된다.

　넷째는 부모나 교사의 애정에 불만을 품고 일어나는 것이다. 히스테리성 성격자에게 많고 언뜻 보면 일부러 그러는 듯한 반항을 한다. 보통 사람으로서는 화가 나서 배신당한 듯한 느낌으로 외면해 버릴 만한 짓을 한다. 그러나 이런 경우에 부모나 교사인 지도자가 화를 내고 대하면 아주 잘못된 길로 나가기 쉬우므로 조심해서 인내심을 가지고 지도해야 한다.

ⓑ 격동기

사춘기는 성격이 거칠어질 때이다. 그러므로 늘 긴장된 생활을 한다든가 변화성이 많다. 이런 시기에 그들의 권위와 인격을 존중해주는 것은 그들의 배움과 성장에 절대로 필요한 것이므로 다소 부모의 지도에 반항하는 태도를 취하더라도 이를 이해해 주어야 한다.

사춘기를 당한 자녀들은 부모들에게 많은 심려와 고충을 주는 것이 사실이다. 이 때에 부모들이 잘못하면 여러 가지 나쁜 버릇이 생기게 된다. 옷깃이나 손톱을 물어뜯는 짓, 콧구멍을 후비는 짓, 손가락으로 소리를 내는 짓, 발을 동동 구르는 짓, 얼굴을 찡그리는 짓, 그밖의 갖은 버릇이 생기기 쉽다.

10대의 소년 소녀들은 어른들이 자기 방에 들어가는 것을 싫어한다. 특히 방을 청소하거나 책상을 정리해 주는 것을 못마땅하게 여기며 자기들의 잘못을 말하면 기분 나빠한다.

사춘기 아이들은 아무리 맛있는 음식을 주어도 시들하게 여기며 옷차림이나 방의 정돈에 무관심하고 늘 지저분하고 어수선하게 지낸다.

또 이들은 초조해 한다. 자칫하면 성을 내며 싸움을 서슴지 않는다. 공부하는 일이나 건강 문제 같은 것은 이차적인 문제이다. 말투도 거칠다. 부모의 말을 덮어놓고 못마땅하게 여기고 억지의 말로 생각한다.

그러나 부모들은 염려할 것 없다. 자녀들이 마치 정신 이상자처럼 행동을 한다 하더라도 이런 과정은 자연스러운 것이며 일정한 기간이 지나면 해결되는 것이기 때문이다.

사춘기 아이들은 개성에 속박받지 않으려 한다. 그들의 개성은 자라면서 자연적으로 변화를 일으킨다. 예를 들면 어릴 때에는 질서있는 생활을 하다가 변화를 일으킨 것과 같이 사춘기는 고칠 수 있는 미치광이 시기라고 할 수 있다.

그러나 이 때가 바로 인간적 개성이 형성되는 시기이다. 이들은 부모들이 가지고 있는 어린아이라는 선입감으로부터 벗어나려 하며 자기들 또래의 아이들과 동등한 위치에서 새로운 관계를 맺으려 한다.

ⓒ 생에 대한 의문

10대 소년 소녀들은 생에 대한 허무감을 느끼는가 하면 죽음의 필연성을 느끼고 고민한다. 다음은 16세 소녀가 쓴 편지의 한 부분이다.

〈위대한 사람들의 전기를 읽으면 읽을수록 생의 비극을 깨닫게 됩니다. 죽음의 필연성이 내 마음을 괴롭히기 때문입니다. 시간은 바로 나를 천천히 죽이고 있는 사형집행인과 같습니다. 나는 많은 사람들이 모여 있는 것을 볼 때마다 이 많은 사람들 가운데 누가 제일 먼저 죽을 것이며 누가 제일 나중에 죽을 것인가? 하고 생각합니다.〉

많은 10대 소년 소녀들은 자기들 자신의 생에 대한 공포 때문에 괴로움을 당하고 있다. 그들은 다른 사람들에게 그런 고민이 있다는 것을 알지 못한다. 이러한 생에 대한 문제는 다른 사람에게서 배우기 어렵다. 자기 스스로 깨달아야 한다. 그러면 지혜는 물론이고 많은 시간이 필요하다.

ⓓ 개성에 대한 추구

개성의 추구는 10대 소년 소녀에 있어서 생의 한 과제이다. 이들은 거울 앞에 서서 자신을 바라볼 때에 '내가 과연 누구인가?' 하는 생각을 갖게 된다. 이들은 자기들이 장차 무엇이 될 것인지 하는 의문을 갖게 된다. 그러면서 자기들의 부모 정도나 된다면 어쩌나 하고 두려워한다. 그래서 부모에게 불만을 품고 반항도 한다. 혹 부모의 칭찬을 받으면 기뻐하기보다도 불쾌하게 생각한다.

10대 소년 소녀들은 짧은 시간에 아주 많은 일을 하려고 한다. 그래서 신체적인 장애와 사회적인 물의와 정신적인 피로를 초래하게 된다. 너무도 바쁘게 서둘러서 방 청소 같은 것은 문제로 삼지 않는다. 그러니 거처하는 방이 늘 지저분하다. 마음이 조급하니까 무엇이나 닥치는 대로 부수고 싶어한다.

매스 메디아들은 이들을 더욱 자극시킨다. 텔레비전은 이들을 부추겨 선동시키고, 라디오는 이들의 단잠을 깨워 성가시게 하며 잡지의 기사들은 이들의 불안을 더욱 조장한다. 여기에 부모들의 도움이 필요하다. 치밀하고 빈틈이 없는 지도를 요하는 것이다.

ⓔ 어떻게 도울 것인가?

▶ 그들의 불안정한 태도와 불평에 실망하지 말라

사춘기 청소년들은 항상 즐겁기만 한 것이 아니다. 자신에 대한 회의 때문에 불안해하고 고통스러워할 때도 있다. 사춘기에는 아주 위대한 포부와 자신 있는 정열도 가지며 자신에 대한 문제 뿐 아니라 사회에 대한 관심도 갖는다. 그래서 모순된 생활을 하며 모든 일에 대하여 불만을 품는다.

그러나 이것은 사춘기에 있어서 정상적인 행동이라고 보아야 한다. 이들은 감정을 억제해 보려고 하지만 사소한 일에도 충격을 받는다. 다른 사람 앞에서 어머니와 가까이 하는 것을 부끄러워하면서도 실상은 어머니와 다정한 대화를 나누기를 원한다. 이들은 자기의 개성을 내세우려고 하지만 실상은 끊임없이 다른 사람을 모방하고 닮아 가게 되는 것이다. 이들은 점점 생각이 깊어지고 관대하게 되어 가지만 한편으로는 고집이 생기고 이기적이며 타산적으로 되어 간다.

이런 극단적인 상반된 성장과정에서 10대 소년 소녀들은 비정상적인 성격을 조성한다. 이들은 때로 아주 이상한 질문을 한다. 대답하기에 난처한 질문을 하기도 한다. 때로는 잘 알고 있으면서도 짓궂게 질문을 한다. 이들은 마음에 갈등을 잘 일으키고 비합리적인 충동에 빠지기 쉽다.

16세의 한 소년은 이렇게 말했다.

"나는 항상 좌절감에 사로잡혀 있습니다. 나는 사랑을 하고 싶지만 사랑을 나눌 소녀가 없습니다. 무엇이나 할 의향은 있으나 일터가 없습니다. 정력을 다 쏟아 일할 수 있는 기회가 주어지지 않습니다. 나는 모든 일을 스스로 경험해 보고 싶은데 부모님은 나에게 설명으로써 깨닫게 하려고 합니다."

또 17세 된 소년은 이런 말을 했다.

"매일같이 나는 나 자신에게 물어봅니다. 왜 나는 내가 원하는 사람으로 되어 가고 있지 않느냐고요. 나는 나 자신을 매우 불행한 존재라고 생각합니다. 나는 매사에 신경질적이고 변덕스럽습니다. 나는 다른 사람들이 나의 변덕스러운 성격을 이해하지 못하리라는 생각으로 나의 행동을 정당화시키는 구실로 삼고 있습니다. 이것은 내가 나의 생을 가장 미워하고 있는 한 증거인지도 모릅니다. 나는 나의 진실을 나타내는 행동을 하지 않습니다. 원래의 나는 아주 친절하고 상냥했습니다. 그런데 선생님은 내가 아주 차가운 아이라고만 생각하시나 봅니다. 그래서 나는 선생님을 존경하며 따를 수가 없습니다. 나는 이렇게 외치고 싶습니다.

'독선적이고 이기적인 생각만 하는 어른들이여, 우리들을 이해해 주십시오. 나도 당신들만큼 좋은 사람입니다.' 나도 나를 신뢰해 주는 사람과 함께 있을 때에는 좋은 일을 할 수 있습니다. 그러나 나를 마치 기계 부속품처럼 취급하는 사람들과 어울릴 때는 한낱 보잘것없는 아이가 되어 버리고 맙니다. 나대로의 나를 받아줄 수 있는 사람을 저는 진심으로 원하고 있습니다.'

사춘기 소년 소녀들의 요구는 절박하고 당연한 것이다. 그러나 배고픈 것이나 아픈 것과는 달라 말에 의해서가 아니라 경험에 의해서만 충족될 수 있는 것이다. 즉 부모들은 자녀들의 불안감과 고독감을 해소시켜 주고 불평을 너그럽게 받아들임으로써 도와줄 수 있는 것이다. 이들을 도울 때는 눈에 띄지 않게 간접적으로 돕게 되는 것이 효과적이다.

시인 카릴 지브란은 이렇게 말했다.

"왜 벌거벗고 있느냐? 라는 책망보다는 네 옷이 어디 있니? 라고 묻는 것이 더 효과적이다." 라고.

ⓕ 너무 이해만 해주려고 하지 말자.

사춘기 소년 소녀들은 어른들이 자기의 언동을 곧 이해해 주기를 원하지 않는다. 그들은 고민거리가 생겼을 때 단순하게 생각한다. 그래서 부모나 다른 어른이

"나는 네가 고민하고 있는 것을 충분히 이해한다. 너희들 또래가 되면 누구나 그와 비슷한 생각을 하게 마련이니까."

라고 하는 말을 들을 때는 모욕을 당하는 것처럼 불쾌하게 생각한다. 그들이 자기들의 입장을 이해해 주기를 바라는 때와 무관

심해 주기를 바라는 때의 감정을 파악하기란 매우 어렵고 미묘한 것이다. 그런데 부모들은 혼히 이런 경우에 실수를 한다. 사춘기 소년 소녀들에게는 때로 부모를 좋지 않게 생각한다는 사실을 알아야 한다.

⑧ 받아들이는 것과 찬성하는 것

어떤 사람이 이런 말을 했다.

"나의 16세 된 아들은 생기긴 잘 생겼는데 마치 못난 계집애 같습니다. 머리를 길게 하고 있는 꼴을 보면 그만 미칠 지경입니다. 그래서 매일같이 머리 때문에 충돌을 한답니다."

또 어머니는 이렇게 말했다.

"우리집 아이는 옷장이 넘치도록 많은 옷을 가지고 있으면서도 언제나 어울리지도 않는 쉐터만 입고 다녀서 이제 나는 꼴도 보기 싫어졌습니다."

어쨌든 그들의 행동에는 어른의 눈에 거슬리는 것이 많다. 어떤 소녀는 찢어진 검정 스커트를 입지 못하게 한다고 해서 못마땅하게 생각하고 또 어떤 아이는 헌 구두를 신기 위해 새 구두를 버리기까지 한다.

보브 다이란이란 사람은 말했다.

"세상의 모든 부모들이여, 십대 소년 소녀들을 이해하지 못하는 만큼 비평도 간섭도 말아주시오. 10대 소년 소녀들은 부모의 지배권 밖에서 살고 싶어합니다."

부모는 자녀의 태도를 관용하는 것과 허용하는 것, 수락하는 것과 찬성하는 것을 구별해야 한다. 의사는 피를 흘리는 환자라 해서 거절할 수는 없다. 물론 장려하거나 환영할 수는 없지만 관용을 해야 된다. 이와같이 부모들이 자녀의 못마땅한 행동을 허용할 수는 없지만 관용은 해야 한다.

아이들이 머리를 길게 기른 것을 보고 화가 난 아버지가 이렇게 말했다.

"애야, 네 머리가 너무 길구나, 내가 보기엔 아주 흉하다. 네 방에 가 있으면 좋겠다."

아들은 그 말을 듣고 기분이 좋지는 않았지만 모욕감을 느끼지는 않았다. 그 아버지는 아들의 긴 머리는 허용하였지만 그 가치는 인정하지 않는 태도를 취했던 것이다.

ⓗ 부모는 어른다워야 한다

어떤 어머니는 아이들의 비위를 맞추려고 애쓴다. 심지어 그들의 입장을 이해한다고 해서 미니스커트도 입고, 몸단장도 하고 때로는 센티한 표정까지도 짓는다. 자녀들의 친구라도 찾아오면 악수를 하고 자기의 살결이 어떠냐고 말하기도 하며 흔히 있는 대수롭지 않은 일을 아주 재미있는 뉴스나 되는 듯이 이야기를 한다. 그러나 아이들은 그 어머니를 마음속으로 비웃으며 그의 딸에게 조롱하는 말을 하게 될 것이다. 어린이는 어린이다워야 하는 것처럼 어른은 어른다워야 한다. 10대 소년 소녀들은 어른들과 다른 자기들만의 삶의 형태를 갖고 싶어한다. 부모들이 자기들의 삶의 형태를 모방하려고 하면 도리어 심한 반발을 일으키게 되는 것이다. 어머니들은 지각있는 옷차림을 하고 유행에 민감하지 말아야 한다. 어머니답게 보여야 하고 어머니답게 말해야 된다.

ⓘ 자녀들의 결점을 공개하지 말라

부모들은 자녀들을 완전한 사람으로 만들려고 애쓴다. 자녀를 양육하는 일에 일생을 바치다시피하는 사람도 있다. 이런 부모들은 자녀들의 행동을 일일이 살펴보아 사소한 잘못이나 실수가 있더라도 지적하여 고쳐 주려고 한다. 이런 부모들은 자녀들이 저희의 결점을 지적해 주면 고쳐 보려고 애쓸 줄로 안다. 그러나 실상은 이런 부모들의 희생적인 행동이 오히려 부모와 자녀 사이의 대화를 단절시키는 것이 된다. 사람이란 자기의 결함이나 약점을 지적해 주는 것을 좋게 여기는 것이 아니다. 특히 소년 소녀들은 자기들의 결점을 사실 그대로 드러내는 것을 두려워한다. 그들을 주의 깊게 쳐다보며 타이르는 것을 마치 눈을 부시게 하는 전깃불이 귀찮게 비치는 것처럼 느낀다. 그들의 불안전한 상태가 부모들에게는 분명하게 보이지만 자신들에게는 그렇지 않다. 그들은 자기들의 결점에 대하여 눈을 감아 버리려고 한다. 자기들의 결점을 공개적으로 인정하기를 강요하면 부모와는 아무 이야기도 하지 않으려고 할 것이다. 그러므로 자녀의 결점이 드러났을 때에는 타이르거나 야단을 칠 것이 아니라 그 상황을 인정하고 최선을 다하여 도와 주어야 한다. 부모들은 오직 자녀들이 그들의 능력에 맞는 생활을 할 수 있도록 해주는 것이다.

ⓘ 과거 일을 들추지 말라

십대 소년 소녀들은 지나치게 감정적인 동시에 일종의 불안감을 갖는다. 왜냐하면 어른들이란 이들을 조롱하며 대단치 않게 생각하기 쉽기 때문이다. 어른들은 키가 작은 아이들은 꼬마, 크면 키다리, 살이 쪘으면 뚱뚱보, 말랐으면 말라깽이, 그밖에 바보니 젖비린내 나는 사람이니 하고 놀린다. 그러나 그들은 그런 농담으로 큰 상처를 받아 일생 동안 치유되지 않는 경우도 있다. 그러므로 부모는 농담으로라도 자녀를 조롱하거나 얕보는 말을 해서는 안된다.

부모는 십대의 자녀들을 어린아이처럼 다루지 말아야 한다. 부모들은 자녀들의 어릴 적 행동을 들추어내어 들려주기를 좋아하지만 실상 자녀들은 그것을 싫어한다. 그들은 자기들도 많이 자라서 어릴 때와는 아주 달라졌다는 것을 알아 주기를 바란다. 그러므로 어릴 적 사진이라도 보여주면서 그때의 일을 이야기해 주는 것을 싫어한다. 그들은 그런 일에 관심을 두지 않는다.

ⓚ 의타심을 갖게 하지 말라

사춘기 십대들에게 의타심은 절대 금물이다. 의존심을 불어넣는 부모는 자녀들의 원망을 사게 된다. 그보다는 강한 자부심을 갖도록 해야 한다. 독립정신을 길러 주어서 부모가 없이도 살 수 있도록 만들어야 한다. 부모는 동정심을 가지고 자녀들의 성장 과정을 주시하면서 저들의 요구가 지나칠 때에는 거절하기도 해야 한다. 그리고 자녀들이 하는 일이나 관심사가 그들 자신이 가능할 때에는 그들 자신이 결정 짓고 자신의 힘으로 할 수 있도록 내버려둘 것이다. 이런 현명한 부모는 자녀들의 독립심을 불어넣어주기 위하여 언어 사용에도 항상 조심하게 될 것이다.

예를 들면

"선택은 자유야."

"너는 그 문제에 대하여 자유롭게 결정을 내려."

"네가 원하면 그대로 해라."

"네가 택한 것이라면 무엇이든 나는 좋아."

하는 등등의 말은 자녀들에게 만족감을 준다. 그런데 어떤 십대들은 자기의 생활에 크게 영향을 미칠 일에 대해서는 부모가 조언해 주기를 바란다.

가령 16세된 딸이 남자와 교제하는 문제에 대하여 자기의 생활을 어머니에게 말하며 어머니는 어떻게 생각하는지 물었을 때에 어머니가

"난 네가 바른 결정을 내릴 능력이 있다고 믿는다."

라고 대답해 주면 딸은 매우 만족해 하면서

"어머니 고맙습니다."

하고 말할 것이다.

① 고쳐야 할 점도 너무 성급하게 서둘지 말라

십대들은 어떤 사람에게 영향을 받거나 어떤 강요를 당하는 것을 원치 않는다. 자기들도 그만한 일을 할 수 있다는 자신을 갖고 있으며 또 부모나 어른들의 말이 옳은 줄은 알지만 부모와 대면해서 의논하기를 원하지 않는다. 비록 잘못된 것이 있더라고 자기 스스로 발견하기를 원하지 부모에게 간섭을 받고 시정을 요구받기를 원하지 않는다.

말이 거칠고 자기 마음대로만 자녀를 끌고 가려는 부모는 불행을 가져올 뿐이다. 동정심이 없는 관여는 사랑을 파괴하는 것이다. 부모가 자기들의 생각만 고집하면 자녀들에게 실망과 괴로움을 줄 뿐이다. 그러므로 자녀에게 잘못된 점이 있더라도 그를 이해하고 동정하는 마음으로 서서히 고쳐 나가도록 할 것이다.

ⓜ 개인 생활을 침해하지 말라

십대들은 그들대로 사적 생활이 필요하다. 사람은 비밀이 보장되어야 서로 존경할 수 있다. 십대의 자녀들도 부모로부터 해방되어 성장할 수 있도록 도와야 한다. 어떤 부모는 지나치게 자녀들

의 행동을 감시한다. 그들에게 오는 편지를 몰래 읽어보고 전화를 할 때에도 옆에서 들으려고 한다. 부모들의 이러한 예의에 벗어난 행동은 자녀들에게 울분을 자아내게 할 뿐이다. 그러면 결국은 자녀들이 속임수를 쓰게 된다. 책상 서랍을 뒤지거나 일기장을 읽어보는 따위의 행동은 자녀들에게 모욕감을 주어 원한을 품게 하는 것이다. 혹 어머니가 책상을 정리하고 서랍이라도 깨끗이 해놓으면 자녀는 일부러 책상을 더 더럽혀 놓으려고 한다.

한 17세 된 소녀는 이런 말을 했다.

"나의 어머니는 나의 남자 친구가 집에 도착하기도 전에 옷을 갈아 입습니다. 그리고 어머니는 내가 준비하고 있는 동안에 내 친구와 잡담을 합니다. 그러다가 우리가 나갈 때는 차 타는 곳까지 따라 나오며 수다를 떠시지요. 그리고 내가 집에 돌아오면 호기심을 가진 눈초리로 나를 기다리지요. 어머니는 모든 것을 알기 원하시거든요.

'네 친구가 무슨 말을 하더냐?'

'넌 무어라고 대답했니?'

'네 느낌은 어떠 했니?'

'돈은 얼마나 썼으며 다음에는 언제 어디서 만나기로 했니?'

하시거든요. 나의 어머니는 나의 모든 생활을 마치 영화나 책으로 보듯이 일거일동에 깊은 관심을 가지셔요. 나는 정말로 미칠 지경이어요."

자녀들의 사생활을 방관하려고 하면 부모들이 교육하기가 어려운 것은 사실이다. 그러나 서로의 간격이 절대로 필요한 것이다. 부모들의 자녀에 대한 지나친 관심은 자녀들의 개성을 말살하는 것이다. 어쨌든 부모나 자녀는 각기 자기 자신에게 속해 있다는 사실을 잊어서는 안된다.

ⓝ 입버릇처럼 하는 말이나 설교식으로 훈계하지 말라

부모는 흔히

"내가 네 나이 만했을 때"

라는 말을 자녀들에게 입버릇처럼 한다. 이것은 십대 자녀들의 귀를 막아버릴 것이다. 이들은 듣지 아니함으로써 부모의 상투적인 말에 반항하는 것이다. 이들은 부모의 어릴 때 일을 듣고 싶어 하지 않는다. 또 듣더라도 그대로 믿지도 않는다.

ⓞ 장황하게 훈계하지 말라

17세 된 한 소녀는 말했다.

"저의 어머니는 설교를 잘 하시는데 저와 대화는 되지 않아요. 어머니는 단순한 이야기도 아주 복잡하게 만드시고, 간단한 질문을 하면 장황하게 대답하시곤 하셔요. 그래서 저는 의식적으로 어머니를 피하게 되지요. 어머니께서 한번 말씀하시기 시작하면 너무도 오랜 시간을 빼앗아 버리기 때문에 무엇을 물어 보는 것이 겁이 나요."

하는가 하면 또 어떤 소년은

"이런 말을 자꾸 반복해서 듣는 사람이 없어져야 그치니까요. 듣는 사람이 싫어하는 것도 눈치 채지 못하시고 또 당신의 이야기의 초점이 빛나간 것도 모르셔요. 더구나 상대방의 얘기는 무의식중에 말살해 버리신답니다."

이것은 장황하게 늘어놓는 말이 자녀들에게 반발심 내지 무의미해지고 만다는 증거다.

ⓟ 면전에서 자녀를 비평하지 말라

부모들은 자녀들이 듣는 데서 자녀들에 대해 평가하기 쉽다. 저들의 과거를 평하고 미래를 예측한다. 그래서 자녀들의 장래를 예언한다.

"저 애는 어릴 때부터 심술이 대단했지. 지금도 마찬가지야. 아마 앞으로도 그럴 거야. 그런데 저 막내둥이는 정반대예요. 아주 온순해요. 어른이 이르는 대로만 해요. 저것은 나중에 사람 구실을 할 거예요."

한다. 이런 말은 지극히 위험한 것이다. 부모들은 언제나 자녀들의 개성과 역량에 맞게 살도록 지도할 것뿐이다.

ⓠ 자녀의 심리를 역이용하지 말라

사춘기 자녀들은 부모가 자기들을 미치게 만든다고 말한다. 15세된 한 아이는 이렇게 말했다.

"어느 날 나는 기분이 좋아서 집에 돌아왔습니다. 그런데 10분도 못되어 미칠 것만 같이 되었습니다. 어머니가 내게 이렇게 말했습니다.

"너는 밤낮 그 꼴이란 말이냐? 언제나 사람 꼴이 되겠니? 나는 너를 위하여 온 정성을 바치고 있는데 공부는 하지 않고 도대체 어디를 갔었니? 하시는 것이었습니다. 나는 그 말을 듣고 그만 기분이 흐려지고 말았습니다."

부모의 충고가 언제나 자녀들에게 좋게만 들려지리라고 생각하는 것은 아주 위험한 일이다.

ⓡ 분명치 않은 말로 자녀들의 마음을 괴롭히지 말라

15세 된 순이의 어머니는 이렇게 말했다.

"그래, 넌 기어이 극장엘 가야 되겠니? 극장엘 가면 너는 좋겠지만 나는 집에서 눈이 빠지도록 너를 기다려야 한다는 것을 생각해 줘야지. 넌 엄마 성질을 잘 알고 있지? 나는 네가 돌아오기까지는 잠을 한숨도 못 자고 꼬박 기다려야 한단다."

이런 말은 어머니로서는 자녀를 극진히 사랑한다는 것을 나타내는 것으로 알지는 모르지만 자녀들에게는 혼란과 고민을 주고 나아가서는 반발심을 일으키게 하는 것이다. 그러므로 부모들은 자녀들에게 허락할 수 없는 것은 분명히 하지 말라고 말하고 그렇지 않은 것은 분명히 허락하며 선택할 일이라면 자녀들 스스로가 판단해서 선택하도록 할 것이다.

14세된 혜순이가 어머니에게 파티에 가도 좋으냐고 물었다. 어머니는

"생각좀 해보고 내일 아침에 대답해 주마. 내일 9시가 좋겠지"

하고 대답한 다음 어머니는 깊이 생각해 보고 또 조사를 해 본 다음에 그 다음 날 친절하게 대답해 주었다.

"훌륭한 파티가 될 것 같더구나. 네가 원한다면 참석하려무나."

하고 파티에 입고 갈 옷을 선택하는 데도 거들어 주고

"재미있게 놀고 오너라."

하고 정다운 말로 전송까지 해주었다. 이런 태도는 어머니로서 분명한 입장을 보여준 것이라 하겠다.

⑧ 내일 일을 걱정하지 말자

부모들 중에는 자기네의 자녀들이 기대하는 것처럼 성숙해 가고 있지 않다 해서 걱정을 하고 심지어는 장래의 운명에 대해서도 염려한다.

"넌 그처럼 늦잠을 자니 무슨 일을 하겠니?"

"글씨가 그게 뭐냐? 그런 글씨 가지고 어디 취직이나 할 수 있겠니?"

부모들은 자녀들의 장래를 예언할 수 없다. 오직 그들이 현재에 당면하고 있는 문제를 최선을 다하여 도울 것뿐이다. 사춘기의 소년 소녀들은 가장 충격을 받으며 살아갈 때이다. 사랑을 속삭이다가 실연을 당하며, 친구들에게 실망을 받으며, 자기 그룹에서 푸대접을 받고 학교에서는 선생에게 학대를 받으며 혹은 친구나 친척의 죽음으로 인하여 삶의 터전이 흔들리기 쉬운 때이다.

이런 아이들에게 그들의 미래에 대하여 이러니 저러니 하는 것은 극히 위험스러운 일이다.

사랑을 속삭이고 있는 소년에게

"두고 보아라. 사랑에는 냉각기가 있는 법이야. 네 애인이 너를 져버릴지도 모를 일이다. 그러니 미리 무슨 방법을 강구하라구"

한다든가

"한 친구에게만 지나치게 의존하지 말아라. 그 친구가 너를 배신할지도 모르는 일이 아니냐. 그러니 만일의 경우를 생각해서 더 많은 친구를 사귀어 두어야 하는 거야"

하거나,

"너는 그 개를 너무 사랑하는구나. 그러다가 개가 죽기라도 하면 어떻게 하지. 그 개는 평생 너와 함께 살 수는 없는 게 아니냐?"

이런 말은 결국 소년 소녀들을 불행하게 만드는 것이다. 그들이 살아가는 동안에 부닥칠 위기는 그들 스스로 해결해 나가도록 해야 한다. 부모의 은근한 사랑은 이들에게 도움을 주겠지만 지혜롭지 못한 충고는 반발을 일으키고 분개하게 만든다.

십대 소년 소녀들에 대한 앞날을 위한 지나친 경고는 오히려 그들의 의욕을 꺾고 반항심만 조장하는 것이라는 사실을 알아야 한다.

5.사춘기의 상처

ⓐ 십대들의 경험을 인정하자

십대들의 지적 활동을 무시하면 안된다. 부모라고 하여 자기들의 경험만 고집하지 말고 자녀들의 경험이나 생각도 인정해 줘야 한다. 그들의 생각을 묵살해서는 안된다. 특히 주의할 것은 자녀들이 보지도 듣지도 느끼지도 못한 것을 확인시키려고 하지 말아야 한다.

가령 15세된 어린 딸을 데리고 어머니가 백화점에 갔을 때 딸이 진열장을 들여다보며

"저 브라우스 참 멋있지요?"

했을 때 어머니가

"글쎄, 내가 보기에는 그다지 멋있는 것 같지 않다. 저속해 보인다"

한다면 어린 딸의 가슴에 실망을 주게 된다. 그 어머니는 딸의 잘못된 선택을 막기 위한 의도겠지만 어린 딸이 어머니의 심정을 알 까닭이 없다. 그보다는

"너는 보기보다 어리구나. 멋이 무엇인지 알지 못하는구나."

하는 말로 들릴 것이다. 이런 경우에 어머니가

"너는 값이 싼 블라우스를 사기 원하니?"

"너는 푸른색과 핑크색을 좋아하는구나."

이와같이 그들의 취미와 선택에 대하여 일단은 긍정적인 반응을 보인 후에 부모 자신의 의견을 말할 수도 있다.

"나는 오히려 몸에 꼭 맞는 게 좋아 보이더라."

"나는 연한 색을 좋다고 생각하는데."

"값이 좀 비싸더라도 품질이 좋은 것을 사는 것이 좋지 않겠니?"

이렇게 하면 자녀들의 의견을 존중하고 상의하는 것이기 때문에 그들의 반발심을 일으키지 않고 부모의 의견이 옳다고 생각되면 자기들의 생각을 바꿀 수 있게도 된다.

ⓑ 정다운 어조로 말하라

14세된 딸 아이가 국을 떠 먹어 보더니 얼굴을 찡그리며,

"아이, 짜!"

했다. 어머니는 대뜸

"그것이 어째 짜단 말이냐? 소금도 얼마 넣지 않았는데 투정하지 말고 먹기 싫거든 그만 두렴."

"어머, 왜 화를 내셔요?"

"그 국은 맛있는 것이야. 버섯도 넣고 달걀도 풀었어."

"그렇게 맛있는 것이면 엄마나 많이 잡수셔요."

"그게 무슨 소리야. 무슨 말버릇이 그래져 가니?"

이렇게 되면 결국 딸은 반발을 일으키고 어머니는 화가 나게 된다.

이런 경우에 어머니가

"그 국이 네게는 짠 모양이로구나. 내가 소금을 너무 쳤나 보다. 물을 좀 타서 먹으렴."

하면 좋을 것이다. 부모들은 십대 자녀들로 하여금 그들 자신이 주도권을 가지고 행동하도록 할 것이다. 부모와 자녀간의 사랑은 식사를 하는 동안에 오가는 것이다. 이런 때에 부모의 이기적이거나 일방적인 생각을 고집하지 말고 부드러운 분위기에서 제각기

자유롭게 이야기할 수 있는 기회가 되어야 한다.

ⓒ 자녀의 의견을 묵살하지 말라

아버지가 13세된 아들과 미술 전시장에 갔다. 아들이 어떤 추상화를 보고

"이 그림은 별로 의미가 없는 것 같아요."

했다. 아버지는,

"네가 미술 교육을 충분히 받기 전에는 이 그림에 대하여 무엇이라고 말할 수 없는 거다."

이 때에 아들은 아버지를 빤히 쳐다보면서,

"제가 미술 공부를 많이 한다 해도 이 그림의 뜻은 별로 알지 못할 거예요."

하고 반항적인 대답을 하게 된다. 이런 대화로써는 결코 아들에게 예술에 대한 올바른 지식을 넣어줄 수 없다. 동시에 아버지는 신뢰감만 잃게 될 것이다. 아버지가 무슨 말을 해도 아들은 흥미를 느끼지 않고 도리어 반발만 할 것이다.

14세 난 딸이 어머니와 함께 어떤 그림을 보고 난 뒤에,

"너는 아직 추상화를 감상할 줄 모르는 모양이구나."

"그래요. 추상화는 취미가 없어요."

"너는 산수화는 좋아하지?"

"네, 저는 그런 그림이 좋아요."

"사람마다 그림을 보는 눈이 다르니까."

이 모녀의 대화는 자연스럽고 교육적이다.

그가 말한 것의 요점을 다시 말해 주고, 지나친 비평이나 인신공격을 삼가고, 자기의 견해를 분명히 말할 것, 이러한 원칙을 지키면 자녀들이 부모를 믿고 존경하게 될 것이다.

ⓓ 십대들의 입장에 서자

부모들은 자녀들의 생각을 무시하기보다도 이해하려고 노력해야 된다.

방학이 되기 이틀 전에 가족회의에서 온 가족이 휴양하러 갈 계획을 세웠다. 이 때에 13세된 딸이 당황하여,

"저는 방학이 되기 전에는 떠날 수가 없어요. 그렇게 하면 공부하는데 지장이 많거든요."

하고 말했다. 아버지가 그 말을 듣고,

"걱정할 것 없다. 방학 직전에는 학교에서 공부를 별로 안하지 않니?"

"그렇잖아요. 아버지는 하루라도 공부하지 않으면 얼마나 손해가 되는지 모르시는군요."

"겨우 이틀 동안인데 뭘 그러니. 선생님들도 방학 준비와 계획으로 바쁠 것이다."

이때에 어머니가 가만히 아버지에게 말했다.

"아이들의 주장을 묵살하지 마세요."

그리고 딸에게,

"6학년에서 이틀 결석한다는 것은 보통 일이 아니지. 그것을 보충하려면 여간 노력해야 되지 않을 거야. 그러니 너는 집에 있는 것이 좋겠다. 이틀 후에 방학을 하고 와도 좋겠지."

딸은 금방 기분이 풀어졌다. 이 때에 어머니가 딸에게,

"선생님과 의논해 보는 것도 좋지 않겠니? 이틀 동안의 공부를 나중에 과외로 지도받을 수도 있을지 몰라. 네 생각은 어떤지 모르지만 네가 혼자 남아서 불편한 생활을 하게 되는 것이 걱정이구나."

하면 딸은,

"좀더 생각해 보겠어요. 무슨 해결책이 있겠지요."

하고 말할 것이다.

ⓔ 아침부터 기분을 상하게 하지 말라

아침에 기상하라는 신호로 시계가 따르릉 울렸다. 그런데 5세 된 아들이 따르릉 소리를 멈추게 하고 다시 자기 시작했다. 이 때에 어머니가,

"애야 7시 반이다. 춥더라도 이불을 박차고 일어나야지. 학교에 갈 시간이 늦는다."

하고 다그치면 아들은 마지못해 일어난다. 그러나 기분이 좋을 리는 없다.

"책이 다 어디 갔어? 아이 귀찮아!"

하는 것이다. 이 때에 어머니가,

"천천히 준비해라. 그 동안에 간단히 식사를 준비해 오마. 그리고 오늘은 택시로 학교에 가도록 해라."

하면 아들은 훨씬 기분이 좋아져서 서둘러 챙기고 학교로 갈 것이다.

6. 대화를 통한 지도

ⓐ 부모는 자녀의 대변자가 되라

13세 된 창수가 헐레벌떡하고 집으로 뛰어들어오며 말했다.

"어머니, 어느 운전기사가 저보고 세 번이나 바보라고 했어요. 그리고 나를 떼밀어서 넘어질 뻔했어요."

어머니가 그 말을 듣고,

"그가 까닭 없이 네게 욕하며 떼밀지는 않았겠지. 네가 먼저 운전수를 약이라도 올렸니?"

"아니예요. 저는 아무 말도 하지 않았어요."

"그 운전사는 나도 잘 알고 있는데 나쁜 사람은 아니다. 너를 미워서 그러지는 않았을 것이다."

"그럼 어머니는 제가 잘못했다는 말씀이군요. 어머니는 언제나 다른 사람을 감싸주시니까요."

하고 집을 뛰쳐나가 버렸다.

이 경우에 어머니는 아들에게 아무 도움도 주지 못했다. 그런데 자녀들이 화를 내면 부모들은 그 잘못을 자녀들에게 돌려 버리려는 경향이 많다. 자녀가 곤경에 빠져 있을 때에 부모들은 그들의 대변인이 되어 주어야 한다. 부모가 그들을 충고하거나 동정해 주지 않으면 누가 하겠는가? 부모가 자녀를 옹호하려고 하지 않고 다른 사람의 편에 서는 듯한 인상을 주어서는 안된다.

어떤 부모들은 자녀들이 당하고 있는 복잡한 문제에 일부러 관여하려고 들지 않는다. 자녀들의 자신과 창의력을 길러주려는 뜻이라 하겠지만 이렇게 하다가는 자녀들로부터 멀어지게 되기 쉽다. 언제나 부모는 자녀들의 변호인이며 대변자가 되어야 한다. 잘못했다고 무조건 야단치거나 벌해서는 안된다. 변호사는 죄를 장려하는 말을 쓰지 않는다. 피고인이 수세에 몰렸을 때에 죄를 가볍게 하려고 노력할 뿐이다. 동시에 그들에게 희망을 주려고 힘쓴다.

부모들은 이와 같은 태도를 취해야 한다.

ⓑ 먼저 마음을 정돈시켜라

위에 말한 경우에 어머니는 운전사를 변호해 주는 듯한 말을 하지 말고 분노하고 있는 아들의 입장을 이해하고 있음을 보여 주어야 한다.

"그 운전사가 공연히 너를 괴롭혔구나, 여러 사람 앞에서 그런 창피를 주는 법이 어디 있어. 그러니 넌들 화가 안 나겠니."

이런 말로 어머니가 위로한다면 그들의 흥분은 훨씬 누그러질 것이다. 누구든지 금방 잘못을 고쳐 주려고 하면 반발을 일으키게 되기 쉽다. 우선 감정을 가라앉힌 다음에 천천히 이해성 있는 말로 지도해야 한다.

ⓒ 비판보다 이해로

부모들은 자녀들의 의견을 들으면 곧 옳고 그름을 판단하려고 한다. 그러나 때로는 이해하는 태도로 대화를 나누는 것이 좋다.

아버지가 13세된 아들을 데리고 스케이팅을 하러 갔는데 15살된 딸은 몸이 아파서 가지 못했다. 그녀는 화가 나 있다. 이때에는

"언제나 너 혼자만 아버지를 따라 다녔잖니? 그러니 네 동생만 아버지와 함께 갔다 해서 화는 내지 말아야지. 그러나 혼자 누워

있기가 퍽 지루하겠다.재미있는 동화책이라도 갖다 줄까?"

함으로써 딸은 침대 위에 누운 채 열심히 책을 읽을 것이다.

15세된 딸의 피아노 연주회가 임박해 왔다. 딸은 걱정을 하며 눈물을 흘리는 것이다. 그래서 어머니에게,

"나 몸이 불편해서 피아노 연주를 못한다고 전해 주셔요."

했다. 이때 어머니가 말했다.

"많은 사람들 앞에서 연주하기란 두렵고 떨리는 일인 줄 나도 잘 안다. 마치 청중들이 너를 판단하는 것처럼 느껴질 테니 말이다. 그러니 걱정이 안될 수 있겠니. 그러나 걱정할 것 없다. 마음을 턱 놓고 네 실력을 그대로 발휘하면 된다. 청중들은 너의 조그만 실수보다도 너의 훌륭한 솜씨에 흥미를 느끼고 있을 것이니 말이다."

딸은 용기를 얻었다. 연주회가 끝난 다음 딸은

"어머니, 이번에는 정말 칭찬받을 정도로 했죠?"

"정말 잘했지. 나는 여간 기쁘지 않았어."

딸의 눈에서는 감격에 넘치는 눈물이 흐르고 있었다.

7. 비　판

비판은 잘못하면 십대들의 울분과 반항심을 불러 일으킨다. 나쁜 영향을 주는 경우도 있다. 남에게 자주 비판을 받게 되면 그 자신도 남을 비판하는 버릇이 생기는 것이다.

십대들에게 이런 버릇이 생기면 남을 의식하게 되고 남들이 잘되지 않기를 은근히 바라게 된다. 막다른 골목에 이르러서야 부득이 비판해야 될 경우에만 자녀를 비판할 것이다.

"너는 어떻게 된 아이가 점점 나쁜 버릇만 늘어가니?"

"한눈 좀 팔지 말아라."

"그래 도무지 알 수 없니?"

이런 말은 다 십대들의 감정만 건드리는 것이다.

ⓐ 생활에 대한 훈련

14세된 아들이 방 소제를 하기로 아버지와 약속을 했다.

"방이 지저분하구나? 방 청소를 할 시간 좀 있니?"

"오늘 오후에 하겠어요."

"그래, 그렇게 하도록 해라."

이렇게 되면 제대로 될 것이다.

이와 반대로

"너 방 청소를 해야지."

"알았어요 아버지."

"꼭 해야 된다."

"틀림없이 하겠어요."

"그런데 왜 방이 그렇게 지저분하니?"

"그러니까 제가 청소하겠다고 하지 않았어요?"

"넌 언제나 말 뿐이지, 그래도 실행을 않는단 말이야. 놀 때는 놀아도 일할 때는 해야지. 그러면 못써."

이쯤되면 십대의 아들 마음은 가히 짐작할 수 있다.

ⓑ 도움을 주는 비판

건설적인 비판은 매우 중요한 것이다. 모든 일을 상황에 알맞게 지적해 주는 비판을 말하는 것이다. 언제나 도움을 줄 수 있는 비판은 개인의 인격에 관계되지 않고 그 당면한 사건에 국한된 것이라야 한다.

16세된 아들의 2학기 화학 성적이 나빠서 그 아버지는 큰 걱정을 했다. 어떻게 그가 화학 성적을 올릴 수 있도록 할까 하고 생각해 보았다. 그는 아들의 과거의 잘못을 탓하려고 하지 않았다. 앞으로 잘될 것이라는 기대도 하지 않았다. 부모들은 자녀들이 한 일에 대하여 지나친 비판을 하거나 공포심을 불어 넣어서는 안된다. 문제의 해결을 위하여 협력하는 태도를 취할 것이다.

ⓒ 도움을 주지 못하는 비판

부모로서 특히 알아둘 점은 어릴 때부터 몸에 배어 있던 자신들의 습관과 사고방식을 잊어버린다는 것이다. 부모들은 자기들도 어릴 때에는 이해되지 않던 일을 자녀들에게 강요하고 있다는 사실을 깨닫지 못한다. 어떤 부모들의 모임에서 이야기되었던 다음의 몇 가지 대화는 이러한 사실을 잘 지적해 주고 있다.

A부인 : 나는 화가 나면 말이 거칠어집니다. 아무리 침착해 보

려고 해도 되지 않아요. 20여년 전에 우리 어머니가 하셨던 것처럼 고래고래 소리칠 때가 있단 말예요.

B부인 : 나의 아버지는 내가 어릴 때에 나를 멍청이라고 곧잘 하셨어요. 나는 그 소리가 아주 듣기 싫었어요. 그런데 나 자신도 모르게 나도 가끔 내 아들 보고 멍청이라고 하거든요. 조심을 하는데도 무의식중에 실수를 하곤 해요.

C부인 : 우리 어머니는 가끔 내게 야단을 치며 꾸중을 하셨어요. 그러나 꾸중을 들어서 내가 더 좋은 사람이 되었다고는 생각하지 않아요. 꾸중을 듣노라면 언제나 눈치만 보고 적당히 해치우려는 버릇만 생기는 것이니까요. 그런데 지금 내가 자녀들에 대하여 꼭 같은 방법을 쓸때가 있단 말이에요.

부모들은 가시 돋친 말이나 빈정거리는 말을 해서는 안 된다. 자녀들의 반감과 비난을 사게 되기 때문이다.

ⓓ 잘못된 비판의 영향

인격이나 개성에 대한 지나친 비판은 십대들로 하여금 자신에 대하여 부정적인 감정을 갖게 한다. 인격을 모독하는 말은 상대방의 감정을 상하여 거리를 멀게 한다. 바보라거나 병충이라고 하면 분노를 일으키게 한다. 그리고 다른 사람들에게도 행동이 부자연스럽게 되고 비난과 조롱을 받기 쉽게 된다. 그러면 그 가정은 언제나 불화하게 될 것이다.

주위 사람들에게 바보라는 평가를 받는 십대들은 사실상으로 바보가 되어 버린다. 모든 의욕을 잃어버리고 경쟁의식이 식어진다. 학교시험에도 관심이 없어지고 숙제도 하지 않는다. 시험기간

중에 꾀병으로 눕게도 된다. 그러므로 바보니 병신이니 천치니 하는 따위의 말은 절대로 쓰지 말아야 한다. 16세된 아들이 실수하여 담요에 잉크를 떨어트렸다. 그의 부모는 대단히 화가 났다.

어머니 : 잉크를 조심하라고 내가 몇번이나 말했니. 너는 일하는 게 모두 그 꼴이야.

아버지 : (불쾌한 어조로) 그 애가 그런 줄 이제 알았소? 모든게 바보 같은 아인 줄 몰라.

이럴 경우 아들의 마음은 어떠할까? 부모를 저주하고 원망할 것이다.

그러나 어머니가 "애, 어쩌다 그랬니. 나중에 약으로 뺄 수 있을 게다. 염려 말고 공부나 해라." 하고 말해 주면 아들은,

"어머니 미안합니다. 앞으로는 조심하겠어요."

하고 진정으로 어머니의 사랑을 느낄 것이다.

어느 어머니가 다음과 같이 말했다.

"우리는 13세와 16세 된 두 아이를 데리고 어디를 가게 되었습니다. 그런데 정거장에 이르렀을 때에 16세 된 아이가 손에 끼었던 반지가 없어진 것을 깨닫고 얼굴이 창백해져서 내게 달려왔습니다. 나는 바보 같은 애라고 야단을 치고 싶은 심정이었습니다. 그러나 꾹 참고 이렇게 위로했죠. '안됐구나. 아마 집에 두고 온 것이겠지. 그리 걱정할 것 없다.' 결국 우리의 여행은 예정대로 즐겁게 끝났습니다."

ⓔ 일이 잘못 되었을 때

어떤 일이 잘못 되었을 때에 이것을 가지고 십대들의 인격이나 개성을 비판하는 것은 좋지 않다. 물에 빠져서 허우적거리는 사람에게 수영을 가르쳐 주려고 한다든지 왜 물에 빠졌느냐고 꾸짖는

다면 어떻게 되겠는가?

이런 경우에는 먼저 물에서 건져내는 것이 급한 일이다.

ⓕ 싸움은 왜 일어날까?

대부분의 가정에서 일어나는 부모와 십대 사이의 싸움은 거의 비슷한 과정에서 일어난다. 부모가 싫어하는 언행을 십대들이 하면 부모는 그로 인하여 그들은 모욕하며 꾸중을 한다. 그러면 그들은 반발심으로 더 나쁜 언행을 하여 급기야는 벌을 주게 된다.

13세된 아이가 농구공을 가지고 방으로 들어왔다.

어머니 : 공을 가지고 왜 안방으로 들어오니. 또 무엇을 망쳐 놓
          으려구. 어서 밖으로 나가서 놀아라.

아 들 : 아무것도 깨지 않겠어요. 어머니.

그러나 얼마 후에 전구를 깨트리고 말았다.

어머니 : 그것 봐라. 너는 좋게 말할 때는 듣지 않고 꼭 야단을
          치게 하는구나. 넌 이따금 바보 같은 짓을 해서 탈이란
          말이야.

아 들 : 어머니도 전번에 접시를 깨시지 않았어요. 왜 나만 가
          지고 야단이에요.

어머니 : 너 못하는 말이 없구나. 엄마에게 그게 무슨 소리냐?

아 들 : 어머니가 먼저 그랬잖아요. 내가 바보 짓을 한다고.

어머니 : 듣기 싫어. 잔말 말고 빨리 밖으로 나가지 못해!

아 들 : 어머니는 괜히 나만 가지고 야단쳐요. 저도 밤낮 어린
          아이가 아니란 말예요.

어머니 : 빨리 네 방으로 가지 못해!

아 들 : 나가지 말래도 나가겠어요.

어머니의 권위가 자녀에게 정면으로 도전당할 때 아들을 무조

건 억누르려고 한다. 이때 아들은 분에 못이겨 밖으로 뛰어나가다가 어머니를 밀어서 어머니가 방바닥에 넘어졌다. 어머니가 넘어진 것을 본 아들은 밖에 나가서 겁에 질려서 저녁이 되도록 집으로 돌아오지 않았다.

아주 단순한 문제가 결국은 이처럼 복잡하게 된 것이다. 그러면 이런 경우에 어머니로서 어떻게 해야 될까?

"농구 공을 가지고 왜 방으로 들어왔니? 장난하다가 무엇이라도 깨트리면 어쩌려고?"

그래도 아들은 순종하지 않고 공놀이를 하다가 전구를 깨트렸다고 하자. 그럴 때는 우선 깨진 유리 조각을 아들을 도와 주워주며 될 수 있는대로 언짢은 표정을 짓지 말아야 한다. 이때의 아들은 자기 스스로 잘못을 깨닫게 될 것이다.

일반적으로 가혹한 비판은 분노를 사게 마련이다. 그렇게 되면 이성을 잃고 본의 아닌 행동을 하게 되는 것이다.

⑧ 꾸지람보다 자애심으로

14세된 현이가 손톱을 깎아 마루 위에 버려둔 채 책을 읽고 있다. 아버지가 밖에서 들어와 그것을 보고,

"손톱 깎은 것이 밖에 널려 있구나."

현이는 비로소 정신을 차리고

"깜박 잊었어요. 아버지."

"어서 책이나 읽어라. 내가 주워 버리지."

"아니 제가 치우겠어요."

"내가 치워 줄께."

"감사합니다. 아버지."

현이는 이때에 배운 교훈을 좀처럼 잊어버리지 않을 것이다. 그

런데 만일 아버지가,

"넌 도대체 어떻게 된 놈이냐? 마룻바닥이 이게 무슨 꼴이냐?"

하고 버럭 소리를 질렀다면 어떻게 될까?

"내가 치울 테니까 걱정 마세요!"

"얼른 일어나 치우지 못해?"

이쯤 되면 현이가 마지못해 치우기는 하겠지만 자기의 잘못을 반성할 기회를 주지 못할 것이다.

ⓗ 가장 중요한 교훈

수술은 피부에 자극을 주지만 인격에 대한 비판은 감정에 상처를 준다. 물론 수술이나 인격에 대한 비판이 부득이한 경우도 있다. 그러나 그것은 최후의 수단이다. 수술엔 의사와 충분한 합의와 준비가 되어 있어야 하며, 의사는 침착해야 하고 환자는 인내가 필요한 것처럼 인격에 대한 비판도 충분한 준비와 침착성과 인내가 필요한 것이다.

8. 화가 날 때

ⓐ 분노에 대한 태도

분노하게 되면 판단력을 잃게 된다. 앞이 캄캄해져서 무서운 줄
도 모른다. 극도에 달하게 되면 자신을 상실하게 되고 우울해지고
초조해진다. 따라서 자제력이 없어지고 신경질이 되어 버린다. 그
런데 우리는 생활하는 가운데 분노를 억제하려고 별로 노력하지
않는다. 그러면 자녀들이 화를 낼 때 부모는 어떻게 해야 될까?
어머니들의 경험담을 들어보자.

A부인 : 저의 아버지는 언제나 나에게만 화를 내면 못쓴다고
하셨어요. 늘 이렇게 말씀하셨죠. 어머니의 속을 썩혀
드리면 못써. 누가 어머니에게 그런 짓을 하던가?

B부인 : 저의 어머니는 제가 어릴 때에 잘 순종하면 천사와 같
다고 하고, 화를 낼 때에는 악마와 같다고 하셨어요.

C부인 : 우리 아버지는 제가 화를 내면 "네가 화를 내는 것도
당연하지. 그러나 형제간에는 우애있게 지내야지. 네가
조금만 참으면 될 거야. 대단치 않은 것 가지고 화를
내면 네게만 해로울 뿐이지." 하셨지요.

D부인 : 저의 어머니는 언제나 절대로 화를 내지 말라고 하셨
어요. 어머니는 말을 함부로 하거나 행동이 난폭한 것
은 아주 질색이었으니까요. 내가 동생을 나무라거나
때리기라도 하면 하나밖에 없는 동생에게 무슨 짓이냐.
네가 동생을 사랑하지 않으면 누가 사랑하겠니 하고
타이르셨지요. 그러나 지금까지도 나는 그 동생을 경멸

하고 있어요.

E부인 : 내가 화를 내면 아버지는 내게 장난감을 주시면서 달
　　　래셨지요. 그러나 화가 더 나곤 했어요. 내가 자꾸 화를
　　　내면 결국 아버지는 야단을 치며 벌을 주었어요. 그러
　　　면 나는 반발심이 생겨서 내 방에 틀어박혀 있었지요.

위에서 말한 것은 것은 모두 빗나간 결과를 보여준 것이다. 화
가 났을 때에 그 이유를 말한다거나 위협을 하거나 타이르는 것
은 쓸데 없는 일이다. 감정이 격했을 때는 마치 거센 파도와 같아
서 그 이유 같은 것을 문제삼지 않는다. 화가 났으면 일단 그 상
태를 인정하고 받아들여야 한다. 분노가 가라앉기 전에 어떻게 하
려고 하면 역효과를 나타낼 것이다.

ⓑ 분노하는 그 자체가 나쁜 것은 아니다

화나는 일은 어디에나 있다. 분노는 우리의 관심을 나타내는 것
이다. 잘못된 일을 보고도 화를 내지 않으면 무관심한 것이지 사
랑하는 것이 아니다. 사랑은 분노를 떠나서 있을 수 없다. 그렇다
고 십대의 자녀들이 부모에 대하여 반항을 해도 좋다는 말은 아
니다. 그러나 분노하는 것이 유익한 일이 될 수 있고 관용에도 한
도가 있는 것이다.

십대들과 화가 난 상태를 오래 지속하는 것은 좋지 않다. 그러
나 속으로는 화가 나면서 겉으로 기분이 좋은 척하는 것은 위선
이지 친절은 아니다. 화가 났을 때에 의지로 숨기려고 하지 말고
효과적으로 표현할 수 있어야 한다. 어떤 아버지가 이런 말을 했
다.

"나는 될 수 있는 대로 화를 내지 않으려 한다. 속에서는 화가
치밀어 오르지만 억지로 참으려고 한다. 나는 내 성질을 잘 알기

때문에 두려운 생각이 난다. 내가 나 자신을 억제하지 않는다면 아들에게 해를 끼칠는지도 모른다."

이렇게 억지로 참는 것은 오래 가지 못한다. 조만간에 폭발하고 말 것이다. 화를 낼 줄 모른다면 정상적인 상태라고 말할 수 없다. 이것은 오히려 위험한 상태이다. 필요하면 화도 내야 한다.

ⓒ 화가 났을 때 어떻게 할 것인가?

부모는 화나는 일을 무조건 억제하려고 할 것이 아니라 건설적 방법으로 이 분노를 표현할 수 있어야 한다. 화가 날 때에 밖으로 발산해 버리면 오히려 속이 시원하게 된다. 분노를 밖으로 표현할 때에 화를 내거나 보복을 하려는 생각은 의식적으로 피해야 한다. 화가 날 때에 그 순간만 잘 넘기면 된다.

감정을 잘 가라앉히기 위하여 다음 몇 가지를 유의하면 좋을 것이다.

① 십대들은 모든 일에 대하여 불항해하고 화를 잘 내고, 초조
해하고 너무 덤비는 특성을 가지고 있다.

② 십대들이 가지고 있는 이러한 특유의 감정에 대하여 십대들
이 수치감이나 죄책감을 갖지 않도록 한다.

③ 부모의 감정표현에 있어서 제한을 둔다. 비록 화나는 일이
생겼다 하더라도 십대들의 인격이나 개성을 모독하는 언동
을 삼가자.

화가 났을 때에 그것을 어떻게 처리할 것인가에 대하여 좀더 구체적인 방법을 제시한다면 화가 난 상태에서 첫째로 생각할 것은 어떠한 결과가 올 것이냐는 것이다. 다시 말하면 화가 났을 때의 행동은 아무런 유익도 줄 수 없다는 것이다.

15세된 철이가 숟갈로 접시를 닥닥 긁었다. 어머니가 말했다.

"얘! 그 소리가 듣기 싫다."

철이는 몇 번 더 하다가 그쳤다. 결국 어머니의 태도는 효과적인 것이었다. 이때에 어머니가 다음과 같이 말했다고 하자.

"너 그게 무슨 짓이냐? 15살이나 된 녀석이 그 따위 장난밖에 할 것이 없니? 방안에서 속 썩히지 말고 밖에 나가 놀지 못해?"

이렇게 되면 철이는 하던 짓을 멈추기보다는 더 신나게 얼마 동안 계속할는지도 모른다.

좋지 못한 행동이기는 하지만 얼마 동안은 계속하도록 내버려 둘 것이다. 스스로 자기의 행동을 멈추게 하기 위해서는 약간의 시간이 필요하다. 다음의 경우는 그 좋은 예가 될 것이다.

14세된 철수가 일요일 아침에 집 가까이에서 공놀이를 하다가 공이 창문에 부딪히는 바람에 아버지의 잠을 깨게 했다. 잠에서 깬 아버지는,

"나는 오늘 10시까지 자려고 했는데 그만 네가 잠을 깨웠구나."

하고 말했다. 이 말을 들은 철수가,

"아버지 죄송합니다."

하고는 잠시 후에 다른 곳으로 갔다.

아버지는 철수로 하여금 계속해서 그곳에서 공놀이를 한다는 것은 잘못이라는 것을 깨닫게 하였다. 그는 명령에 의해서가 아니라 스스로 그만둔 것이다.

자녀들이 짓궂은 행동을 계속할 때에 어떻게 할 것인가. 간단한 충고나 잘 타일러도 듣지 않는다면 아마 큰 소리로 다음과 같이 말할 것이다.

"정말 못 견디겠구나!"

"왜 이리 속을 썩히니?"

"이건 원. 울화통이 터져 못 살겠구나!"

이런 강력한 표현의 말은 때로는 긴장을 풀고 또 어느 정도 해결책도 될 수 있다. 부모의 아량이나 관용에는 한도가 있다는 것을 보여 주어야 한다. 그러나 화난 감정을 그대로 발산하면 그것으로 끝장이 나고 말기 쉽다.

ⓓ 갑자기 화가 났을 때

더 이상 참을 수 없는 형편이 되었을 때 어떻게 할 것인가? 이런 경우에는 다음의 몇 가지를 꼭 기억해야 한다.

"보고 있는 것이 무엇인지 생각하라."

"무엇을 생각하고 있는지, 무엇을 해야할 것인지 생각하라."

"사람을 공격하지 말라."

15세 된 철이가 목욕을 했다. 얼마 뒤에 젖은 수건들이 마룻바닥에 지저분하게 널려 있는 것을 어머니가 발견했다. 어머니는 아주 화가 났다.

어머니 : 아니, 젖은 수건들을 왜 마룻바닥에 지저분하게 늘어 놓았니? 너 정신이 있는 게냐? 수건을 시렁에 올려놔 두어야지.

얼마 뒤에 수건이 깨끗이 정리된 것을 보았다. 어머니는 큰 소리로 야단을 치기는 했지만 모욕적인 언사는 쓰지 않았다. 다시 말하면 자녀의 인격이나 개성에 대하여 나무라지는 않는 것이다.

이런 경우에 '바보같은 녀석. 네 친구들은 그렇지 않은 모양이던데 너는 어째서 그리 구지루질하냐?' 란 말을 써서는 안된다. 만일 화가 난 김에 자신도 모르는 사이에 이런 모욕적인 언사를 썼다면 사과해야 한다.

"내가 그만 너보고 바보 같은 놈이라고 했구나. 내가 잘못했다."

하면 좋을 것이다.

16세된 만길이가 밥상을 차려 놓고 먹으라고 말했는데도 제 방에서 나올 생각도 하지 않고 있었다. 화가 났지만 어머니는 감정을 억누르고 이렇게 말했다.

"내가 식사하라고 몇 번이나 일렀는데도 아무 대답이 없으니 정말 화가 나는구나. 음식을 맛있게 차렸는데 다 식으니 어떻게 하니. 음식이 맛있다는 칭찬을 받기는 다 틀렸구나."

만길이는 급히 식당으로 뛰어왔다. 어머니는 화가 풀어졌다. 식탁에 둘러앉은 가족들은 매우 단란하게 식사를 했다. 그런데 그 시간에 복만이가 밖에 나가서 돌아오지 않고 몇 시간 뒤에야 돌아왔다.

"아니, 너 어디 갔었니? 치과 의사와의 약속을 어겼으니 내가 입장이 난처하게 됐구나."

하고 어머니가 말했다. 복만이는 변명을 했다. 그는 약속을 어긴데 대하여 정말 미안하게 생각했다. 그는 자기가 전화로 치과의사와 다시 약속을 했다. 문제는 해결되고 어머니는 맘이 놓였고 복만이는 자기의 실수를 후회했다. 아무도 인격적인 모욕을 당하지 않았다.

14세된 순이가 친구들과 놀다가 방을 지저분하게 해 놓은 채 친구들과 몰려나왔다. 순이가 집에 돌아왔을 때 어머니는 이렇게 타일렀다.

"네가 나간 뒤 방에 지저분하게 널려있는 것을 보니 아주 불쾌하더라. 방에서 놀고 나면 깨끗이 해 놓아야지."

그러면 순이는

"어머 죄송합니다."

하고 곧 방을 깨끗이 치울 것이다.

13세 된 철이가 욕을 하면서 누이와 싸우고 있었다. 어머니가 그곳으로 가서,

"아니 너희들 싸우고 있구나? 나는 너희들이 싸우고 있는 것을 보면 그만 화가 치밀어 오르더라."

하였다. 오누이는 서로 쳐다보며 웃어버렸다. 싸움은 이것으로 끝난 것이다.

ⓔ 화가 몹시 났을 때는 말보다 글로 표현하라

화가 몹시 날 때에는 말로 하기보다는 글로 써서 표현하는 것이 도움이 된다. 어떤 어머니는 이런 편지를 썼다.

사랑하는 순이야.

내가 너에게 직접 말하지 않고 이렇게 편지를 쓰는 것은 이유가 있다. 내가 직접 말하면 화가 날 것이기 때문이다. 침착성을 잃어버리고 말한 요점을 잃어버려서 제대로 말을 못할 것이야.

너는 오늘 아침 일찍 나의 단잠을 깨웠지. 오늘 아침이야말로 이번 주간에는 단 한번의 늦잠을 잘 수 있는 기회였어. 너도 그것을 알 터인데 왜 그리 부산을 떨어서 단잠을 깨우느냐 말이다. 너 알겠지.

사랑하는 엄마가

9. 칭찬의 요령

정직한 행동에 대한 칭찬은 어린이들에게 도움을 주는 것이다. 칭찬은 확신을 갖게 하고 마음을 안정시키며 모든 일에 적극성을 갖게 할뿐 아니라 배움의 동기가 되며 착한 마음이 싹트게 된다. 그러나 칭찬만으로 모든 일이 해결되는 것도 아니며 또 잘못 칭찬하면 도리어 역효과를 내는 것이다.

ⓐ 칭찬에 대한 반응

칭찬은 아첨이 아니다. 아첨하는 것은 성실치 못한 일이다. 칭찬도 잘해야 한다. 칭찬은 그 사람에 대한 정당한 평가이어야 한다. 그런데 칭찬이 도리어 상대방에게 불쾌감을 주고 분노와 죄책감을 일으키게 할 때도 있다. 십대들은 다음과 같은 칭찬에 대하여 어떠한 반응을 보일 것인가?

"너는 아주 날씬하구나."

"너는 아주 좋은 일거리를 가졌는데?"

"너는 아주 훌륭한 음악가야."

이런 칭찬의 말을 십대들은 별로 좋아하지 않는다. 이들의 공통적인 반응은 부정적이다.

"어머니, 기껏 그렇게밖에 안 보이셔요?"

"저는 별로 마음에 들지 않아요."

"저에게 아첨하시는 것은 아니시겠죠?"

이러한 정도의 반응만 있을 것이다.

어떤 소녀에게 예쁘다고 말을 해보라. 그녀는 부끄러워서 얼굴을 붉힐 것이다. 어떤 소년에게 멋있다고 말해 보라. 그는 그렇지 않다고 부정할 것이다. 어떤 십대에게 그가 하고 있는 일이 훌륭하다고 해보라. 그러면 그는 곧 자기의 결점을 지적할 것이다.

요컨대 이러한 칭찬은 십대들의 감정에 상처를 입힐 것이다. 그러면 왜 십대들이 칭찬에 대하여 반발을 일으킬까? 칭찬은 하나의 정당한 평가이다. 정당한 평가를 받았을 때에는 조금도 불안감을 갖지 않는다. 그런데 평가를 하는 사람이 마치 상대방을 심판하는 태도를 취하면 안된다. 그렇게 되면 평가를 받는 사람이 불안감을 느끼게 된다.

ⓑ 칭찬과 죄책감

순이의 어머니가 병원에 입원했었다. 12세 된 순이는 예쁜 선물상자를 만들었다. 거기에 약도 사 넣고 꽃도 넣고 돈도 넣어 예쁜 끈으로 정성껏 포장해서 겉 종이에 '어머니의 완쾌와 행복을 빌어요.' 하고 썼다. 어머니는 딸의 정성 어린 선물을 받고,

"너는 퍽 사랑이 많은 아이야. 그리고 너는 늘 생각이 깊고 착한 애야."

하고 말했다. 순이는 돌연 얼굴이 창백해지더니 목욕실로 달려가서 통곡하기 시작했다. 어머니는 곧 칭찬과 심리적인 반응을 생각했다. 며칠 지나서 어머니는 어떤 심리학자를 찾아가서 그 문제로 상담했다. 그는 자기의 건실한 칭찬이 어째서 딸에게 분노를 일으키게 했는지 알고 싶었다. 그 얘기를 들은 심리학자는

"당신이 한 말은 칭찬이 아니라 오히려 딸에게 자극을 주게 한 것 같습니다. 아니면 날씨가 아주 더웠던가요?"

하고 말하니

"아니, 절대로 그렇지 않습니다. 방안이 시원했고 내가 칭찬하

기 전에 그녀는 기분이 매우 좋은 듯했습니다."

하고 어머니가 말했다.

순이는 어머니께 칭찬을 받으리라는 생각은 조금도 없었다. 왜냐하면 십대들은 대개 자기들의 부모가 화가 나면 병이 나는 줄 알고 있기 때문이다. 그래서 순이도 어머니가 병이 났을 때에 일종의 죄책감을 느끼고 있었다. 어머니의 병의 원인이 자기 때문이라고 생각했던 것이다. 그녀가 선물을 마련한 것은 그것으로 자기의 마음의 부담을 조금이라도 덜어 보려는 생각에서였다. 그리고 곁종이에 '어머니의 완쾌를 빌겠습니다.' 라고 쓴 것은 자기가 어머니를 병나게 했기 때문에 이것에 대한 용서를 비는 말이었다. 그런데 어머니가 자기의 행동에 대하여 칭찬을 하였으니 심적 고통을 해소하기는커녕 더욱 죄책감을 더했을 뿐이다. 그러니 그녀는 어머니가 자기의 심정을 이해해주지 않음이 야속할 뿐이었다.

그러면 어머니가 무엇이라고 말했어야 했을까?

"고맙구나. 상자가 아주 곱구나. '어머니의 완쾌와 행복을 빌겠어요.' 하는 글귀를 읽으니 아주 기분이 좋다."

그러면 순이의 마음은 훨씬 가벼워질 것이다.

ⓒ 칭찬과 동기

13세된 혜숙이가 시를 지었다.

선생님이 그것을 읽고 나서

선생님 : 넌 훌륭한 시인이야.

혜 숙 : 전 훌륭한 시인이 되기를 원하지만 지금은 그렇지 못한 걸 저는 잘 알아요.

선생님 : 아니다. 너는 정말 훌륭한 시인이야.

혜 숙 : 저는 에밀리 디킨슨(미국의 유명한 여류시인)은 아니

니까요. 또 그렇게 유명해질 수도 없을 거예요.

선생님 : 그러나 너는 네 또래에서는 아주 훌륭한 시인이란 말
　　　　이다.

혜　숙 : 모를 일이지요.

선생님은 혜숙을 정직한 태도로 칭찬하는데도 반항과 비관적 태도를 취하는데 놀라지 않을 수 없었다.

어린이에게는

"너는 위대한 사람이야!"

하는 것은 저들을 놀라게 할 뿐이다. 그로 하여금 세상에 있는 위대한 사람들과 비교하도록 강요하는 것이다. 그러면 결국 자신에 대하여 실망하게 만든다.

13세된 춘길이가 <봄날> 이란 제목의 시를 지었다. 선생님이 그 시를 읽고

"네 <봄날>은 아주 마음에 들더라. 봄날 아침에 내 마음은 즐거운 미소 짓네라는 구절을 읽을 때 정말 나의 마음도 즐거운 미소를 짓는 느낌이었어."

하고 말했다. 춘길이는 매우 기분이 좋았다. 그는 앞으로의 포부를 선생님에게 말했다. 선생은 춘길이에게 '위대한 시인' 이니 '훌륭한 시인' 이니 하는 말을 쓰지 않았다. 그러나 선생님의 칭찬을 듣고 위대한 시인이 되어야겠다는 포부를 갖게 했다.

ⓓ 건설적인 포부와 파괴적인 칭찬

칭찬도 파괴적인 것이 될 수 있다.

"너는 늘 너그러운 마음을 가지고 있구나. 너는 언제나 착한 아이야."

"너는 무슨 일에나 정직하구나."

와 같은 칭찬은 아이들에게 불안감을 주기 쉽다. 사실 이런 일은 불가능한 것이다. 세상에서 항상 착할 수만 있는 사람은 없다. 또 누구에게나 너그러울 수도 없고 정직한 일만 할 수도 없다.

인격이나 개성을 평가하는 칭찬은 불쾌감을 주거나 불안감을 줄 때가 있다. 한편 노력, 공적 감정에 대한 칭찬은 도움을 주며 안정감을 준다.

16세된 춘식이가 정원의 잡초를 뽑고 잔디를 깎고 나무를 잘 손질했다. 그의 아버지는 정원을 바라보면서 이렇게 말했다.

아버지 : 정원이 아주 아름다워졌구나.

춘　식 : 그래요?

아버지 : 아름다운 정원을 바라보니 기분이 아주 유쾌하구나.

춘　식 : 저도 기분이 좋은데요.

아버지 : 너는 하루 만에 정원을 이처럼 아름답게 꾸며 놓았구나.

춘　식 : 언제든지 정원은 제가 손질하겠어요. 아버지.

아버지는 춘식이의 인격을 칭찬했다. 정원을 바라보고 느낀 감정을 솔직히 말했을 뿐이다. 춘식은 스스로 '내가 좋은 일을 했기 때문에 아버지도 매우 기뻐하시는구나' 생각하고 앞으로도 정원을 손질하겠노라고 한 것이다.

ⓔ 과분한 칭찬

16세된 철이가 이런 말을 했다.

"우리 아버지는 나를 꼭 심리학적으로 다루셔요. 나에게 꾸중을 하고 싶으면 우선 나를 치켜올려 놓는 거죠. 그러니 나를 심리학적으로 손안에 넣고 마음대로 주무르시려는 거죠. 칭찬하는 것인지 꾸중하는 것인지 알 수가 없어요. 그러니 나는 어리둥절할 뿐이죠."

십대들은 칭찬을 받을 때 자동적으로 어떤 충동을 받게 된다. 그런데 칭찬을 할 때에 사실을 말하지 않고 비비 꼬아서 비평인지, 꾸중인지 모르게 하면 그들은 어른을 불신하게 되고 불안하게 만든다.

ⓕ 사실을 사실대로 말하고 평가하지 말라

칭찬할 때는 사실을 그대로 말하고 절대로 평가하지는 말라. 일 자체에 대하여 말할 것이지 절대로 인격에 대하여 평가하지 말 것이다. 자기가 느낀 바를 말하면 된다. 인격에 대한 직접적인 칭찬이나 비평은 직사 광선을 받으면 눈이 부신 것과 같이 불쾌감을 주거나 그렇지 않으면 지나친 우월감을 갖게 한다.

십대들에게 훌륭하다거나 지혜롭다고 하는 칭찬은 그들을 혼란하게 하거나 부정적으로 받아 들이게 하는 결과를 가져온다. 그들은 자기가 듣고 있는 칭찬이 상투적인 인사에 불과한 것이며 실상 자기와는 아무런 관계가 없는 말이라고 생각한다.

과분한 칭찬은 십대에게 유익을 주기는커녕 칭찬하는 사람을 오히려 불신하게 만들기 쉽다. '만일 그들이 나를 위대한 사람이라고 생각한다면 그들은 형편 없는 사람이로군!' 하는 생각이 들게 될 것이다.

10. 자녀의 입장에서

부모는 생활에 대하여 깊이 생각하지 않을 수 없다. 그리고 어른들은 생각하는 것이 논리적이기 때문에 어떤 사물에 대하여 깊이 생각하고 일을 계획하고 비판도 하고 그 원인을 알아보려고도 한다. 이것은 당연한 일이다. 그러나 가정에 있어서 자녀들에게는 이러한 태도가 통하지 않는다. 가정에서는 논리적인 것의 한계가 있는 것이다. 논리적이고 이론적인 것은 냉랭하게 되기 쉽다. 그래서 불만을 품게 하기 쉽다. 자녀들은 부모의 논리적인 태도에 반기를 든다. 이들은 부모들이 말하는 성공이라는 개념을 시인하지 않는다. 부모들은 돈을 벌고 지위가 높아지면 성공했다고 생각하지만 십대들은 이런것에는 별로 관심이 없고, 친구들에게 인정을 받고 신망을 얻는다거나 이성들에게 인기가 있는 등에 관심이 크다.

부모들은 자녀들과 싸워서 이길 수 없다. 시간과 정력이 있어서 자녀들이 우세하다. 싸움이 벌어졌을 때 그 당시에는 부모가 이긴다고 하더라고 자녀들은 무서운 반발심을 품고 있다가 다른 기회에 다시 싸움을 걸어올 것이다. 십대들의 도전하는 방법도 여러 가지가 있다. 그들은 극단적인 태도를 취하기도 하고 아주 태만하게 꾀를 피우기도 한다. 소극적이기도 하며 신경질을 부리기도 한다. 극단에 가서는 남의 물건을 훔치거나 가출하기도 하고 난잡한 행동을 하기도 한다. 또 때로는 많은 사람들 앞에서 부모의 수치를 공개하기도 한다.

ⓐ 이론에 치우치지 말라

18세 된 현철이가 이렇게 말했다.

"우리 아버지는 무슨 일이나 신중히 생각하고 합리적인 이론을 추구하며 다각적으로 관찰합니다. 그러나 나는 무엇을 하려면 심통이 나서 견딜 수 없을 정도입니다. 아버지는 모든 일을 너무 복잡하게 생각합니다. 이론이 너무 밝지 않은가 하고 저는 생각합니다. 혹 제가 어떤 질문을 하거나 의견을 제출하면 어디서 들었느냐? 누가 말해 주더냐? 어떻게 그것을 알았느냐 등 꼬치꼬치 묻습니다. 이럴 때에는 참지 못하겠어요. 좀더 인간미가 있는 우리 아버지가 되었으면 합니다."

ⓑ 아버지의 욕심과 아들의 생각

17세 된 형길이는 자기 친구에게 다음과 같이 편지했다.

"나는 어른들을 모두 욕심꾸러기고 야심가 같더라. 그들은 은행에 많은 돈을 예금하고 으리으리한 저택을 짓고, 최고급 승용차를 타고 그밖에 무엇이나 다 갖고 싶어하신단 말야. 우리 아버지가 바로 그런 분이야. 우리집은 모든 것이 부족함이 없는 부자집이야. 그러나 아버지는 불행해 보여. 일에 지쳐서 언제나 피로한 기색이고 쫓기는 생활을 하는 듯싶어. 나는 아버지와 같은 사람이 되고 싶지 않아. 돈이나 많이 벌어 잘 살고만 싶지 않단 말이야."

ⓒ 아버지의 꿈과 자녀의 생각

17세 된 형식이가 이런 말을 했다.

"저의 아버지의 마음 속에는 이상적인 아들의 모습이 있습니다. 아버지가 나를 그 이상적인 아들과 비교해 볼 때 아주 실망에 빠지게 되나 봅니다. 나는 아버지의 꿈과 이상대로 살아가지 않기 때문입니다. 그러나 아버지는 나에 대하여 설교하실 수밖에 없지요. 그러니 나와 아버지 사이는 점점 멀어져만 갑니다."

ⓓ 어머니와 딸

15세 된 지수가 이렇게 말했다.

"저의 어머니는 마치 나를 위해서만 사시는 것 같습니다. 어머니의 관심은 온통 나에게 집중되어 있으니까요. 나의 건강, 나의 숙제, 나의 친구 들과의 교제는 모두 어머니의 최대 관심사입니다. 어머니는 때로 밤을 새우다시피 하면서 옷을 꿰매고, 양말을 깁고, 세탁을 합니다. 그러나 그 양말이나 옷을 별로 입지도 않는 걸요. 내가 병이라도 나면 야단입니다. 약을 사온다 병원에 데리고 간다 미음을 끓인다 법썩을 피우십니다. 나는 기침 한번 마음대로 못합니다. 일거일동에 어머니의 간섭을 받아야 합니다. 어머니가 나를 아껴주시는 탓이지요. 그러나 나는 이런 것이 다 싫습니다. 내 마음대로 먹고도 싶고, 옷도 입고 싶고, 좀 자유로운 생활을 하고 싶습니다."

ⓔ 지나친 규칙생활

17세 된 나영이 이렇게 말했다.

"우리 어머니는 아주 깔끔한 분이에요. 집안에 담배꽁초 하나 없고 언제나 재털이가 깨끗하니까요. 우리집은 사람이 사는 가정이라기보다도 마치 무슨 전시장과 같아요. 어느 누구도 자유스럽게 집안을 돌아다녀서는 안됩니다. 종이 조각 하나라도 떨어져 있으면 신경질을 부리시죠. 맨발로 현관에 나갔다가 들어오려면 반드시 걸레에 발을 씻어야 해요. 말소리나 웃음소리가 너무 커서도 안됩니다. 노래를 함부로 부른다는 것은 말도 안되지요. 내가 혹 너무 그러지 마세요, 하면 너는 그럼 돼지우리나 난장판에서 살기를 원하니? 하셔요. 그러나 나는 이런 기계적인 생활에 지쳐 버렸어요."

11. 사회 생활

ⓐ 인기 얻기에만 급급하지 말라

어느 고등학교에서 발행하는 신문의 만화에 두 얼굴을 가진 소녀가 웃고 있었다. 제목은 <인기를 원하는 주착아가씨> 였다. 또 어느 대학신문의 만화에 <우리 기숙사의 신데렐라> 라는 만화가 있었다. 이런 만화들은 인기를 추구하는 십대들의 태도를 표현한 것이다. 인기를 얻으려고 안달을 하다가는 존경을 받기는 고사하고 이용을 당하거나 조롱을 받기 쉽다. 그런데 부모들은 자기 자녀가 인기를 얻으면 좋아하면서도 인기를 얻도록 한다는 것이 잘못 충고를 하는 경우가 있다.

16세 된 영주는 이렇게 말했다.

"저의 어머니는 늘 나에게 남들의 인기를 얻도록 힘쓰라고 말하며 이런 방법을 가르쳐 주십니다. 항상 상냥하고 웃음을 잃어버리지 말라고. 무슨 일이나 적극적이며 관심을 보여 주어야 하며, 화를 내지 말고 친구를 비난하지 말라는 것입니다. 그래서 그럴 때마다 어머니는 나를 위선자나 바보로 만들고 싶으신가요? 하면 어머니는 어이가 없다는 듯이 '너는 아직 어린 아이야. 인기를 얻지 못하면 삶의 행복감을 느끼지 못한단 말이다.' 하시는 것이었습니다. 그러나 나는 어머니가 말하는 대로 흉내는 낼 수 없습니다."

십대들이 위장된 인기를 원치 않는다는 것은 바람직한 일이다. 이들이 인기를 얻기 위하여 인격을 위장하고 더럽혀야 한다면 이것은 너무나 비싼 대가를 지불하는 것이다. 인기가 고의적으로 노력해서 얻어져서는 안된다. 인기는 생의 부산물이어야지 생의 목적이 되어서는 안된다. 부모들이 자녀들로 하여금 인기를 얻도록 강권하거나 재촉해서는 안된다. 부모들은 자녀들이 자기들의 감정에 신뢰감을 갖게 하고 필요할 때마다 자기들 스스로 문제를 해결하려는 용기를 갖게 하여야 한다. 저들 나름의 표준에 따라 행동하여 친구들의 유혹을 받더라도 그것을 물리칠 용기가 있도록 지도해야 한다.

13세 된 유나의 집에서 파티를 준비하고 친구들을 초대했다. 그런데 초대받은 대부분의 친구들이 어느 한 친구가 참석하는 파티라면 자기들이 참석하지 않겠노라고 연락해 왔다. 유나로서는 이미 초대해 놓은 친구를 이제 와서 취소하기란 곤란한 문제였다. 그래서 유나는 아주 난처하게 되었다. 이때 그의 부모들은 어떤 압력 때문에 친구와의 약속을 취소해서는 안된다고 분명히 말했다. 그의 아버지는 '우리 집에서는 친구에 대한 의리와 신의를 지키는 것을 인기를 얻는 것보다 중하게 여겨야 한다.' 고 말했다.

유나는 아버지의 말이 옳다고 생각했다.

ⓑ 어릴 때부터 데이트를 하도록 강요하지 말라

부모들은 종종 십대의 자녀들이 인기를 얻게 하려고 다른 아이들과 데이트할 기회를 만들어 주려고 한다. 12, 13세 된 자녀들이 쌍쌍 파티를 하도록 한다. 어릴 때부터 자연스러운 교제를 하도록 훈련시키기 위함이라 하겠지만 그보다는 야구를 한다든지 낚시질을 하거나 독서를 하도록 권장하며 지도하는 것이 좋을 것이다.

아버지가 아들에게

"넌 내일 모레면 15살이 될 터인데 밤낮 어린애처럼 만화나 보니? 다른 아이들은 네 나이 또래가 되면 여자 친구들과 놀기도 하는데."

한다면 어떻게 될까? 이런 일은 간섭할 것이 아니다. 물론 자연스럽게 만나는 경우에 올바로 지도하는 것은 당연한 일이다.

15세 된 한 소녀가 다음과 같은 말을 했다.

"저의 어머니는 거의 강압적으로 남자 친구와 사귀게 만듭니다. 저와는 의논도 없이 파티나 데이트를 약속하기도 합니다. 나는 그들과 사귀기보다는 조용하게 지내기를 원하는데요. 그러니 저는 정말로 괴롭습니다."

14세 된 경숙은 이렇게 말했다.

"나는 내가 좋아하지 않는 남자 친구와 노는 것보다는 여자 친구와 노는 것이 더 좋습니다. 그런데 나의 부모는 남자들과 데이트하기를 거의 강요합니다. 늘 집에만 틀어박혀 있다고 성화이십니다. 내가 만일 데이트 신청을 거절하기라도 하면 화를 내시면서 너는 생활에 재미도 모르는 아이야! 하고 나무랍니다."

부모는 자녀의 사생활에 지나치게 간섭하지 말고 그들의 인격과 개성을 인정하고 존중해 주는 관대함도 보여 주어야 한다.

ⓒ 중학 시대의 흥미있는 프로그램과 생활지도

부모들은 자녀들이 사회생활이나 성적으로 조숙하는 것을 퍽 염려한다. 브레지어를 착용하는 것이나 남녀들이 함께 모이는 파티에 참석하는 것, 지난 유행을 따르는 것을 큰 걱정거리로 삼는다. 이런 것이 부모들에게는 큰 관심사가 되지 않을 수 없는 것은 사실이다. 다음은 부모들과 교사들이 십대들의 활동을 위하여 현명한 프로그램과 정당한 시간표를 작성하는 일에 관하여 열린 토의회에 대한 기록이다.

A부인 : 우리 딸은 13세인데 자기 반에서 가장 나이가 어리답

니다. 그의 여자 친구들 중에 몇 명은 아주 침착하고 착한 아이들이죠. 그런데 우리 아이는 그렇지 못해요. 어느날 그의 선생이 나를 불러서 우리 딸 아이가 브레지어를 착용했는데 그것은 욕구불만을 나타내는 것이라고 말했습니다. 나는 몹시 불쾌하고 화가 났습니다. 그래서 다른 아이들도 그런 것을 착용했는데 왜 하필 우리 아이만 좋지 않게 여기느냐고 말했죠.

B부인 : 15세 된 딸에게 쌍쌍 파티에 참석하라는 초대장이 왔는데 참석여부를 회신해 달라고 했더군요. 나는 깜짝 놀랐습니다. 그래서 그 파티에 초대받은 다른 아이들의 부모들을 만나 의논했죠. 결국은 그 파티에 참석하지 못하도록 하기로 했지요.

C부인 : 우리 부모들과 교사들 모임에서는 중학생들의 댄스 클럽 조직을 반대하기로 결정했습니다. 단 낮에 남녀학생 쌍쌍이 모이지 않을 경우에만 허락하기로 했지요.

D부인 : 부모와 교사회에서는 댄스 파티는 고등학교 때에, 쌍쌍 파티는 대학에 입학한 후에 가질 수 있도록 결정했죠. 우리는 또한 학생들로 하여금 연극클럽, 합창단, 학교 신문 등을 위한 활동에 협조하기로 결정했습니다.

E부인 : 우리는 대학교에 입학하기까지는 얼굴 화장을 금지하기로 했습니다. 대학에 입학한 뒤에도 눈썹을 붙인다든지 립스틱을 바른다든지 하는 것은 허락하지 않기로 했죠. 그리고 고등학교 재학중까지는 사회인들을 그대로 모방하는 것을 허락할 수 없다고 생각합니다.

F부인 : 우리 딸은 고등학교 1학년생입니다. 자모회에서 댄스 클럽을 조직하여 학생들이 댄스 파티를 열 때에는 자모

회원들이 협조하도록 했지요.

G부인 : 나는 이때까지 아이들의 뒤치락거리 하느라고 정신이 없었습니다. 저들의 데이트, 피아노 렛슨, 교회 성가대, 학교에 관한 일 등 눈코 뜰 사이 없이 지낸 셈입니다. 그러나 이제는 아이들의 시간도 부모의 에너지를 참작해서 계획을 작성하기로 했습니다. 어린이들도 자유시간이 필요하거니와 부모들도 쉬는 시간과 자유시간이 필요하다는 것을 이제야 자각한 셈이지요.

ⓓ 고등학생의 자유와 그에 대한 지도

고등학교 학생은 가장 성장이 빠른 때이며 독립심이 강하게 싹 틀 때이다. 이들은 자발적인 행동을 제지당하는 것을 싫어한다. 그렇다고 아직은 어른들이 그들을 지도하는 것을 포기할 시기도 못된다. 고등학생 정도의 십대들이 제지당해야 할 정도로 사회생활에 열중하는 것은 위험한 일이다. 십대들을 지도하는데 있어서는 부모들과 교사 사이에 언제나 의견과 갈등이 따르기 마련이다. 다음은 고등학생을 가진 부모들이 이러한 갈등을 말한 것이다.

"우리 집에서는 16세 된 딸아이에게 데이트하는 것을 허락합니다. 그러나 될 수 있는 대로 남자 친구들과 단체로 만나도록 하며 가는 곳은 부모에게 미리 알리고 늦어도 밤 10시 전에 집으로 돌아오도록 합니다. 사실 딸아이는 달갑게 여기지 않지만 부모로서는 그렇게 하지 않을 수 없습니다."

"우리 딸은 데이트할 때에는 꼭 메모를 해두고 나갑니다. 혹 급한 경우라도 있으면 연락할 수 있기 때문이죠. 그러면 집에서도 안심이 됩니다. 딸아이는 자기 행동을 감시하는 것을 제일 싫어합니다."

"제 딸은 데이트하다가 늦게 돌아오면 꼭 나를 부릅니다. 나는 그를 조용히 불러서 조금만 일찍 돌아오면 집에서 걱정하지 않아도 되잖아? 이렇게 진심으로 대하면 그도 좋아합니다."

"우리 딸은 데이트할 때 상대자를 꼭 신분에 따라서 선택하는 경향이 있습니다. 유명한 사람, 반장이나 운동선수 또는 인기가 있는 사람을 택하려고 합니다. 나는 딸에게 데이트는 장식을 위한 것이 아니고 보다 바람직한 인간 관계를 맺는 것이라고 했더니 놀라는 빛이었습니다. 아마 나의 뜻을 그 아이도 이해해 주겠지요."

"나의 17세된 딸은 의식적으로 데이트하는 것을 회피하려고 합니다. 그 애는 친구가 찾아오면 아파서 방에 누워 있다고 나에게 말해 달라는 것입니다. 나는 내 딸에게 정당한 이유나 사과하는 말도 없이 약속을 어기는 것은 잘못이야. 함께 해변이라도 나가서 거닐다가 오렴 했더니 친구를 방으로 불러들이는 것은 좋지만 데이트하는 것만은 싫어요 하고 말했습니다."

"나는 18세된 딸에게 물었습니다. 그 아이는 어떤 남자와 사귀고 있는 중입니다. 내가 '애, 너 만약에 다른 사람이 더 좋아지면 어떻게 하겠니?' 했죠. 그 애는 지금 사귀고 있는 사내가 싫증이 나면서도 절교를 한다는 것에는 미련을 가지고 있는 것처럼 보였습니다. 나는 그 애에게 사랑하던 사람과 단번에 절교하기는 쉬운 일이 아니다. 그러니 너무 서둘지는 말아야 한다고 말했더니 그 애도 마음이 놓이는 모양이었습니다."

"19세된 제 딸이 나에게 '어머니, 전 요즘 사랑이 무엇인지 알 것같아요. 제가 형식이를 바라볼 때에는 가슴이 뛰고 다리가 떨리거든요. 그를 물끄러미 바라보고 있노라면 뜨거운 정을 느끼게 돼요. 그러나 한번도 이야기해 본 일도 없어요' 하고 말하는 것이었습니다. 그 애는 형식의 외모에 호감을 가지고 있습니다. 그들은 서로 교제하기보다도 막연하게 좋아하는 정도인 것 같았습니다. 나는 딸에게 이에 대한 좀더 자세한 대화를 나눌 기회를 기다리고 있습니다."

ⓔ 부모들의 책임

자녀를 교육함에 있어서 일정한 표준을 세우고 그 표준에 의하여 행동하는 것은 중요하다. 자녀들은 부모가 무엇을 중요하게 여기며 자기들에게 무엇을 기대하고 있는가를 알기 원한다. 물론 부모가 세운 표준이나 규칙에 대하여 이의도 제기하고 항의도 하며, 부모의 행동에 대하여 못마땅하게 여기기도 한다. 이러한 반응은 당연하다. 부모에게 무조건 복종하는 자녀들은 자라서도 성숙한 인격을 형성할 수 없다.

자녀들을 가르칠 때 강제로 하는 것과 일정한 한계를 두는 것과는 엄청난 차이가 있다. 억압은 분노와 논쟁과 반항을 초래한다. 한계를 정함에 있어서는 개성이 뚜렷한 인격을 형성하는데 도움이 되도록 해야 한다.

십대들을 교육하는 데는 감정과 행동을 구별해야 한다. 감정적인 문제를 다룰 때에는 관용을 베풀어야 하지만 받아들일 수 없는 행동을 할 때에는 엄격히 꾸짖어야 한다. 십대들의 견해나 주장을 존중해야 하며, 그들의 이상이나 욕망을 얕잡아 보아서는 안된다. 십대들의 못된 행동은 고쳐주거나 중단시켜야 한다.

Ⅱ

성에 눈뜨는 사춘기 아이

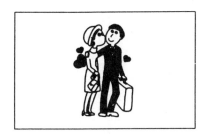

1. 사춘기

ⓐ 사춘기에 들어가기까지

심리학자들은 대개 13세부터 15세까지를 소년 후기라 하고 16세부터 18세까지를 청년 전기라고 부른다. 이 시기는 아이가 어른이 되는 시기로서 사람의 일생에 가장 중요한 시기이다. 이 시기가 되면 심신의 발달에 현저한 특징이 나타난다. 이때 심신이 동일하게 달라져야 하는데 그 발달 상태가 고르지 못한 경우가 더 많다.

특히 신체적으로 처음에는 키가 자라고 다음에 체중이 불어남으로 고르게 발육되지 못한다. 여자는 13, 14세 경에 키가 눈에 띄게 자라다가 15, 16세 경이 되면 거의 다 자란다. 육체가 발육되는 동시에 음성이 변하고 차츰 어린이다움이 없어지고 어른스러워져 간다. 그 과정기가 바로 사춘기라 할 수 있다.

ⓑ 사춘기의 심리상태

신체가 발육되면 정신도 따라 변하게 된다. 이제까지는 물건이라도 사러 나갈 때는 어머니 손에 매달리거나 손을 잡고 다녔지만 사춘기에 들어서면 어머니와 함께 나가는 것조차도 그다지 좋아하지 않게 된다. 함께 나가더라도 어머니는 뒤에 처지게 하고 저만 앞서 가다가 담 모퉁이 같은 데서 기다리다가 따라갈 만하면 또 먼저 앞으로 가곤 한다. 버스를 타더라도 어머니 옆에 자리가 있는데도 구태여 떨어진 자리에 가서 앉는다. 다시 말하면 아주 떨어지려고 하지는 않지만 어느 정도 거리를 두려고 하는 것이 사춘기를 당한 아이들의 심리이다. 또 어려서는 명랑하던 아이가 시무룩하게 되기도 한다.

이런 경우 어머니로서는 서운한 생각이 들겠지만 사춘기에 나타나는 정상적인 심리 증상이므로 이해해야 한다.

ⓒ 부모로부터 떨어져 가는 자녀

아이들이 부모나 교사로부터 떨어지려고 하는 것은 아이의 세계에서 어른의 세계로 한 발을 내딛는 증거이니까 염려할 것은 없다. 그렇다고 떨어져 나가는 대로 버려두어서도 안된다. 그런데 자녀가 부모에게 멀어지려고 하면 부모 역시 자녀와 멀어지게 된다. 초등학교 저학년 때는 부모가 자주 학교에도 가 보지만 고학년이 되면 가보지 않게 되는 것만 보아서도 알 수 있다. 이것은 자녀가 보호기에서 독립기로 옮겨지는 때이기 때문에 부모가 가까이하기를 삼가는 것이라고 할 수도 있겠지만 실상은 이 시기에 어떻게 지도할지를 모르기 때문이라고 말하는 것이 옳을 것이다.

ⓓ 불안해하고 방황하는 시기

사춘기에 이르면 신체의 발육이 고르지 못할 뿐 아니라 정신 발육상태도 고르지 못하다. 다시 말하면 지 · 정 · 의 셋이 보조를 맞추어 나가지 못하고 어긋나게 발육되기 때문에 정신 상태가 불안하고 혼들린다. 이 정신적 불안 때문에 회의를 느끼고 안정감을 잃게 된다. 그러므로 이 때야말로 부모와 교사들의 적절한 지도가 필요하다.

ⓔ 올바른 성교육

앞에서 말한 바와 같이 사춘기에 정신이 흔들리는 원인이 심신의 발육이 고르지 못함과 통일되지 못한 데 있다고 하였지만 그 최대의 원인은 성욕을 깨닫게 됨이라고 할 수 있다.

식욕과 성욕은 인간의 본능적 욕망이다. 식욕은 낳은 날부터 나타나는 것이고 성욕은 15, 16세쯤 되면서부터 나타나기 시작한다. 성의 감정은 그 성질상 분류처럼 강하여 정신을 동요시키는 진원이 된다. 그러므로 바른 성교육은 매우 필요한 것이다. 그러나 도발적인 성교육은 삼가야 될 것이다.

부모로서는 성문제, 특히 정조관념의 확립을 가정교육의 주안점으로 삼는 것이 좋으리라 생각한다. 그러려면 바른 결혼관을 넣어 주어야 한다. 그리 함으로써 성욕을 자제하게 할 수 있다.

ⓕ 사춘기 자녀에 대하여 주의할 점

사춘기 아이들은 애정 소설을 특히 읽으려는 경향이 많아지는데 이것은 불타는데 기름을 붓는 것과 같다. 또 결혼 위생에 관한 서적도 상당한 흥미를 끄는 것인데 부모로서는 그 내용을 검토하여 잘 선택하도록 할 것이다.

교우관계도 주의해 보아야 한다. 특히 나이 차가 많은 친구와 교제하는 것은 좋지 못하다. 그 이유는 성에 관한 지식의 차이가 나이 어린 쪽에 피해를 주기 쉽기 때문이다.되도록이면 고상한 취미를 갖게 하여 성욕에 쏠리는 것을 자제할 수 있도록 해야 한다.

2. 사춘기 성문제와 인간

ⓐ 사춘기 성문제

사춘기 자녀들의 성문제는 부모들의 큰 관심사가 되지 않을 수 없다. 다음은 미국의 어느 어머니회에서의 여러 어머니들의 의견을 기록한 것이다.

A부인 : 저는 아주 엄격한 가정에서 자라났습니다. 저의 집에서는 성문제 같은 것은 감히 말도 못했습니다. 그래서 사랑이란 정신적인 것으로서 비밀한 중에서만 이루어지는 것으로 알았습니다. 저도 사랑을 상상해 보기는 했지만 저의 생각을 부모님과 함께 이야기한다는 것은 상상도 하지 못했습니다. 이제 와서 우리 딸이 성에 관하여 내게 질문하는데 그럴 때면 나로서는 당황하게 됩니다.

B부인 : 저 역시 아이들이 혹 성문제에 관하여 질문을 하게 되면 당황하여 말을 얼버무리게 됩니다. 아무리 태연하려고 하여도 당황하게 되더군요. 언젠가는 제가 토끼 두 마리가 교미하는 것을 우리 아이들에게 이야기했다가 비웃음거리가 된 일이 있습니다. 사실 저는 아들 앞에서 나 자신의 성문제에 관해서 말할 용기가 없습니다.

C부인 : 성에 관한 한 저는 무엇이 옳은 것이며 무엇이 그른 것인지 알지 못합니다. 저의 어머니는 성에 대하여 '남자들이란 다 똑같은 것이야' 하시며 성문제는 무조건 추한 것처럼 늘 말하셨습니다. 그러나 저는 자녀들에게

그렇게 가르치려고 싶지는 않습니다.

D부인 : 우리 부모들은 과거의 세계에서 살지만 우리의 자녀들은 현실 세계에서 살고 있습니다. 과거 시대에는 자제하는 것이 한 미덕이었습니다. 그러나 요새 와서는 그것이 악습이란 지탄을 받고 있습니다. 20세된 나의 딸은 순결성에 대하여 별로 관심도 없고 순결을 지키는 것을 대단하다고 생각지도 않습니다. 대학 2년에 재학 중인 우리 딸은 서로 사랑하는 사이라면 결혼 전에 성관계를 갖는 것이 당연하다고 믿고 있고 대학 졸업반에 있는 큰아들은 그보다도 더 앞선 생각을 가지고 있습니다. 그는 서로 즐기는 동안은 사랑하지 않는 사이라도 성관계를 갖는 것이 나쁘지 않다고 믿고 있으니까요.

E부인 : 저는 딸에게 남자를 가까이하지 못하도록 하기 위하여 노력해 왔습니다. 성관계로 인하여 소녀들에게 어떤 일이 일어나게 되는 것을 솔직하게 말해 주었습니다. 그러나 지나치게 성문제를 간섭하거나 솔직하게 말하는 것도 조심스러운 일이더군요.

F부인 : 저는 십대들이 성에 관한 문제들, 다시 말하면 연애를 한다거나 임신, 피임 등에 관하여 알아야 된다고 생각합니다.

E부인 : 이제는 성문제에 관하여 옛날의 생각을 고집하지 말아야 합니다. 십대들은 연애도 하고 성관계도 맺을 수 있습니다. 부모로서는 피임법을 가르쳐주는 일 정도밖에는 어쩔 도리가 없다고 생각합니다.

C부인 : 대부분의 젊은이들은 피임법을 사용하지 않으려고 합

니다. 그들은 스릴있게 살아가는 것을 더욱 좋아합니다. 모험을 함으로써 특별한 스릴을 느끼니까요.

D부인 : 이제 미국에서는 결혼 전에 임신하는 것을 별로 문제시 하지 않습니다. 제 딸은 유산을 해야 될 한 여학생을 위하여 그의 친구들이 돈을 모으고 있다고 말하더군요. 그들은 그 돈으로 친구에게 부작용 없이 유산되는 좋은 약을 사주겠다는 것입니다.

B부인 : 저는 안전한 피임법이 신성한 결혼 질서를 파괴하고 난잡한 행동을 하는데 부채질하지 않을까 하는 두려움마저 느낍니다.

A부인 : 저희 교회에서는 결혼전에 결혼전에 성관계를 갖는 것을 모두 죄라고 말합니다.

F부인 : 저는 순결을 절대적인 가치로 보지 않습니다. 우리 딸의 배우자도 꼭 수총각이라야만 된다고 생각하지 않습니다.

C부인 : 그러면 당신은 당신의 딸이 많은 남자들과 성경험을 가져도 무방하다고 생각하십니까? 또 그러한 방종한 남자와 당신의 딸이 결혼해도 좋다는 것입니까?

F부인 : 아니 절대로 그런 뜻이 아닙니다. 가능하면 결혼할 때까지 기다리기를 원합니다. 그러나 만일 결혼전에 성관계를 갖고 있다면 저는 딸에게 사랑하는 것과 성관계를 한다는 것은 전연 별개의 것이라는 것을 알도록 얘기해 주겠습니다.

A부인 : 성에 관하여 자유롭게 개방하는 것은 좋습니다. 그러나 우리 딸에게만은 자유롭게 개방할 수 없습니다. 내가 알기로는 성을 개방하게 되면 마음이 들뜨기 쉽고 애

욕에 빠지고, 때로는 비관하고 실연하게 될지도 모른다
는 것입니다. 소년들에게는 좋을지 모르나 소녀들에게
는 좋지 않습니다. 벌은 이 꽃에서 저 꽃으로 날아 다
닐 수 있지만 꽃은 이 벌에서 저 벌로 옮겨다닐 수 없
습니다.

F부인 : 저는 학생시절 헤밍웨이의 '무엇이고 당신이 좋게 느끼
는 것은 도덕적으로 좋은 것이고, 당신이 나쁘게 느끼
는 것은 도덕적으로 나쁜 것이다.' 라는 말을 그대로 믿
었습니다. 저는 죄책감이나 양심의 가책이 없이 연애를
했었죠. 저는 체면 때문에 행동에 구속받기를 원치 않
았습니다. 저도 부모님의 생각에 무관심한 것은 아니었
지만 부모님의 도덕적인 규범으로부터 자유롭기를 원
했던 것입니다. 그러나 이제 와서 성숙한 딸을 가진 어
머니가 되고 보니 혼란을 일으킬 때가 많습니다. 우리
딸이 결혼전에 성경험을 가질 수 있다는 것을 생각할
수는 있지만 그렇게 되지 않기를 원합니다. 저는 우리
딸이 성문제에 관하여 나의 간섭받기를 원치 않습니다
마는 임신하는 것만은 정말 원치 않습니다.

C부인 : 3일 전에 우리 딸이 침대에서 어린애같이 몸부림치며
울고 있는 것이었어요. 이유는 자기가 임질에 걸렸다는
거예요. 아빠가 그처럼 사랑하는 딸이 성병에 걸렸다는
말을 들었을 때에 내 딸도 미웠지만 사내 녀석이 곁에
있다면 죽일 것 같은 심정이었어요. 그러나 마음속으로
'야단을 치기보다는 어떻게 도와줄 것인가를 생각하자.
이미 잘못된 일이니까 어떻게 해서라도 좋은 방법으로
이끄는 것이 상책이지.' 하고 생각하고 저는 딸에게 '아

직 네가 성병에 걸렸는지 확실히 모르잖니? 의사에게 진찰을 해보면 좋겠다. 또 설혹 성병에 걸렸다 하더라도 빨리 치료하면 완치될 수 있으니까 너무 염려할 것 없다.' 하고 병원에 가서 진찰해 본 결과 성병에 걸리지 않았다는 것을 알고 마음이 놓였습니다.

D부인 : 성병에 걸린다거나 임신을 한다는 이유가 십대들에게 성관계를 중단시키지 못한다는 것은 분명한 사실입니다. 그러므로 부모된 우리들은 저들이 성문제를 어떻게 처리할 것인가를 가르쳐 주어야 합니다. 우리는 저들을 성적 문란으로부터 보호해야 할 책임이 있습니다.

ⓑ 견해와 차이

위의 토론에서 성문제에 대한 견해가 각기 다름을 알 수 있다. 어떤 부모들은 성문제에 대한 새로운 물결을 시인하고 자녀들이 성병에 걸리거나 임신하는 것을 염려하여 솔직한 성교육을 통해서 이러한 위험을 해소하기를 바란다. 어떤 부모들은 개방적인 태도에 전적으로 반대하고 성에 대한 개방은 오히려 자녀들을 방종하게 만든다고 생각한다. 어떤 부모들은 성문제에 관하여 자유스럽게 토론하는 것도 못마땅하게 생각한다. 이들은 성에 관한 공개적인 토론은 성적 행동을 충동하는 것이라고 생각한다.

ⓒ 사회의 모순성

성에 대한 현 사회의 태도와 기준이 무엇인가? 성 뿐 아니라 사회도덕의 확고한 기준이 서 있는가? 솔직히 말해서 기준이 서 있다고 말할 수 없다. 지각이 있는 십대들은 우리 사회에서 일어나고 있는 모순성 때문에 당황하고 있다. 성문제에 관해서도 현사회는 대단한 흥미와 관심을 가지고 있을 뿐 아니라 성을 이용하여 돈벌이까지 하고 있다. 쾌락과 흥미를 위하여 성은 추잡한 영화로 제작되고 있다. 그런데 사회 환경은 십대들에게 큰 갈등과 회의를 주고 있다. 사회적으로 이처럼 성적인 흥분과 자극을 주고 있으면서도 성에 관한 개인적인 행동을 지나치게 통재하거나 금지한다는 것은 거의 불가능한 일이라 아니할 수 없다.

19세된 한 학생이 이렇게 말했다.

"나는 코메디를 들으면 웃고 슬픈 일을 보면 울 수밖에 없다. 나를 화나게 하면 고함을 치고 흥을 돋구면 춤도 춘다. 그런데 나에게 성적 자극을 주는 장면을 보여준다면 어떻게 해야 될까?"

ⓓ 무너져가는 전통

오늘의 시대의 특징은 솔직 담백함과 자유를 누리는 것이다. 이제 성문제도 금지된 채로 둘 수 없게 되었다. 학교에서도 가르치고 일반 가정에도 이야기되고 있다. 그러니 성문제는 일반적인 문제로 취급되지 않을 수 없다.

옛날에는 젊은이들끼리 만나면 유혹을 당한다고 생각하고 소년들은 언제나 의심의 대상이 되었고 소녀들은 혼자 자유롭게 다닐 수가 없고 반드시 동반자가 있어야 외출을 했다. 그러나 오늘은 아주 달라졌다. 소년 소녀들은 최대한 유혹을 할 수 있는데 비하여 최소한의 감시밖에는 할 수 없게 되었다. 그런데 부모들은 아직도 옛날식의 윤리적 행동을 자녀들에게 기대하고 있다.

과거에는 좋은 소녀란 순결을 지키는 여자라고 생각했다. 소년과 소녀가 몰래 만나서 서로 껴안고 애무를 했다면 해괴망칙한 일이고 그들 자신이 양심의 가책을 받을 일이라고 생각했다. 그러나 지금은 대부분의 십대들이 그렇게 생각하지 않는다.

여대생들은 순결을 지키는 일이 어렵게 되었다. 대부분의 청년들은 처녀성을 지키려는 여학생과는 데이트조차 하기 싫어한다. 또 같은 여자친구들도 좀 모자라는 아이로 돌려버리려고 한다.

과거에는 소녀들이 순결을 지킨다는 구실로써 임신에 대한 두려움을 내세웠다. 그러나 오늘에 와서는 피임약을 어디서나 구할 수 있게 되었으니 그런 두려움은 전연 없어졌다고 말할 수 있다.

ⓒ 왜 성교육이 필요한가?

십대들은 성에 관하여 무엇이나 열심히 배우려고 한다. 이들은 성문제에 대한 고민이 많다. 이들에게 성에 관하여 진지하게 토론할 기회를 주면 자유롭게 이야기한다. 그들은 성행위의 표준과 의미를 알려고 한다.

십대들에게 성교육이 필요함은 새삼스럽게 말할 필요도 없다. 성교육은 이미 오래 전부터 실시되고 있다고 말할 수 있다. 그러나 너무나 비교육적이며 비과학적이었다. 영화와 소설 등에 실린 것들은 너무도 천박하고 통속적인 것이다. 이것들은 결코 올바른 사실과 감정을 알게 할 수 없다. 또한 조숙한 친구들이 자기들의 경험이나 상상으로 말해주는 것들도 극히 피상적이며 선동적인 것이다. 또 대부분의 부모나 교사들은 십대의 자녀들에게 친절하게 성교육하기를 두려워한다.

다음의 몇 학생의 말은 이것이 사실임을 잘 보여주는 예이다.

"나는 성문제에 대하여 어머니께 아무것도 물어볼 수 없다. 그런 질문을 하면 어머니는 엄청난 말도 한다는 듯이 놀란 표정으로 계시다가 너 무엇 때문에 그런 것을 알고 싶어하느냐고 물으실 것이다."

그리고 16세 된 홍자는

"우리 어머니는 성에 관해서는 모르는 것이 상책이라고 믿고 계시다. 성에 관해서 무엇을 물으면 화를 내고 야단만 치실 것이다."하였으며 19세된 민수는

"우리 아버지는 내가 무엇을 묻든지 솔직담백하게 말씀해 주시는데 성문제에 관해서 물어볼 때만은 솔직한 대답을 해주시지 않고 어물어물 하십니다." 하고 대답했다.

이 문제에 대하여 부모들은 지나치게 경계하지 말고 자녀들이 무엇이든지 물어 올 수 있도록 마음의 문을 개방하고 있음을 느낄 수 있도록 평소에 여유를 보여 주어야 한다.

3. 성적 피해 방지

ⓐ 극 장

극장은 갖은 사람이 모이는 곳이다. 많은 사람이 모여 혼잡을 이룰 뿐 아니라 영화를 상연하는 시간 중에는 불을 끈다. 그리하여 삐뚤어진 성의식을 가진 사람들이 혼잡과 어둠을 틈타서 피해를 끼치는 일이 종종 있다.

몇 가지 실례를 들어보겠다.

① A라는 여고 1년생이 영화관에 들어갔다. 극장은 초만원을 이루었다. 나이도 상당히 많아 보이는 남자가 그 소녀 곁으로 바짝 다가섰다. 소녀는 피할 만한 곳도 없고 하여 별도리 없이 그대로 서 있었다. 그런데 그 남자는 마치 포옹이나 하듯이 달라붙더니 스커트의 자크를 풀고 손을 배밑으로 넣으려고 하는 것이었다. 바로 그 순간 불이 켜져 어려운 고비를 면했다. A소녀로서는 감당하기 힘든 아찔한 위기였다.

② B라는 소녀는 중학 3년 때 영화관에 갔는데 20세쯤 되어 보이는 남자가 어둠을 이용하여 가슴을 만지고 손을 잡고 하는 것이었다. 그렇지만 소녀는 소리를 지를 용기가 나지 않았다. 무섭고 떨리는 마음으로 영화도 제대로 못보고 밖으로 나왔다.

③ C라는 여고 3년생은 평소에 잘 아는 대학생과 극장엘 갔다. 러브신이 나오는 영화였다. 러브신이 나올 때 남자 대학생이 여자의 손을 쥐었다. 여자도 그다지 싫지는 않았다. 그런데 얼마 있다가는 다른 손으로 원피스의 단추를 풀고 유방을 함부로 만지는 것이었다. 여학생은 부끄럽고 창피해서 어쩔 줄을 몰랐다. 평소에는 그렇게 얌전하게 보이던 그가 그럴 줄은 상상도 하지 못했

던 것이었다. 그날 이후 남자란 다 그처럼 음흉한 것이로구나 하는 생각이 들었다고 고백했다.

어쨌든 극장이란 위험한 곳이라 아니할 수 없다. 친구 두세 사람이 함께 가든지 혼자 가더라도 반드시 앉도록 하며 너무 혼잡할 듯하면 입장하지 말아야 할 것이다.

ⓑ 만원 버스

통학하는 학생들은 혼잡한 버스에서 시달림을 받지 않을 수 없다. 극장처럼 어둡지는 않지만 때로는 봉변을 당하는 일이 없지 않다. 그 실례를 들어보자.

① T라는 여고 1년생이 만원 버스를 타고 서 있는데 느닷없이 그 어떤 고등학생이 손을 슬며시 잡았다. 손을 뿌리쳤으나 또 잡는 것이었다. 다음에는 궁둥이까지 쓸어 만지는 것이다. 소리를 칠 수도 없어서 창피를 당한 채 목적하는 정류장까지 갈 수밖에 없었다.

② D소녀가 만원 버스를 탔다. 30세나 되어 보이는 어떤 남자가 앞에 서서 몸을 맞대고 비비대는 것이었다. 소녀는 쩔쩔매다가 다음 정류장에서 내리는 수밖에 없었다.

이런 경우에는 가벼운 소리로 '조금만 비켜주셔요' 한다든지 되도록이면 그 자리를 빨리 피하는 것이 좋다.

ⓒ 길목이나 야외

길목이나 공원 또는 야외에서 성적 피해를 보기 쉽다. 특히 사람이 드문 한적한 곳, 어두울 때 혼자 걷는 것, 가까이 하는 남자친구와 단둘이 야외로 나갔을 때에 조심해야 한다.

① H소녀는 여고 1년생인데 친구의 집에서 놀다가 밤 10시나 되어 집으로 돌아가는데 호젓한 골목으로 들어서자 별안간 불량하게 보이는 남자 하나가 뒤를 따라오는 것이었다. H소녀는 급히 뛰었으나 남자 역시 빨리 달려와서 소녀를 붙들고 손을 입으로 꽉 막아 소리도 못지르게 했다. 그리고 H소녀를 껴안으며 입을 맞추고 가슴에 손을 넣고 팬티 있는 곳까지 손을 넣으려고 했다. 이때 소녀는 용기를 내어 '아빠 빨리 오세요!'하고 소리를 쳤다. 남자는 놀라 달아났으나 H소녀는 부들부들 떨며 집으로 돌아갔다.

② K소녀는 중학교 3년생이다. 학교에서 과외활동이 있어서 밤늦게 집으로 돌아가게 되었다. 아주 캄캄한 밤이었다. 그런데 으슥한 골목에 들어서자 3, 4명의 고교생 차림을 한 남자들이 주위를 둘러쌌다. 그들은 "예쁜데……", "젖가슴이 퉁퉁한데." 하며 가까이 몰려들었다. 위기일발의 순간 다행히 지나가는 사람이 나타나서 위기를 모면했다.

③ R소녀는 여고 2년생인데 오빠처럼 믿고 따르는 대학생이 있었다. 하루는 야외로 놀러 가자고 해서 함께 산으로 갔다. 처음에는 사람들이 많이 모인 곳에서 재미있는 이야기를 하며 재미있게 지냈는데 날이 저물어가자 함께 거닐자고 하여 한적한 길로 들어섰다. 대학생은 소녀의 손을 잡고 거닐다가 소녀의 몸을 슬슬 만지기 시작하더니 갑자기 블라우스 속에 손을 넣고 젖가슴을 만지는 것이었다. 그러지 말라고 몇 번이나 뿌리쳤지만 대학생은 점점 더 흥분하며 배 아래쪽으로 손을 넣고 국부를 더듬었다. 소녀는 항거했지만 결국 처녀성을 잃고 말았다.

이러한 실례는 얼마든지 있는 것이고 남녀가 함께 가는 캠핑, 등산 또는 크리스마스 전날 올나잇, 망년회 같은 때에 일어나는 일은 이루 말할 수도 없을 만큼 많다.

ⓓ 가정에서

가정만은 흔히 가장 안전한 곳이라고 생각하기 쉽다. 그러나 가정 역시 절대적인 안전지대는 아니다.부모가 맞벌이하는 경우가 적지 않고 어머니가 시장이나 다른 일로 해서 소녀 혼자 집을 지키게 하고 밖으로 나가 밤늦도록 안 들어오는 일이 흔히 있다. 이런 때에 변을 당하는 일이 있는 것이다. 몇 가지 실례를 들어 보겠다.

① 여고 1년생인 H소녀가 집을 혼자 지키고 있었다. 서로 왕래하는 이웃집 고교생이 어머니에게 할 말이 있다고 왔다. 어디 잠깐 가셨으니 방에 들어와 기다렸다가 만나 뵙고 가라고 했다. 고교생은 방에 들어와서 한참 동안 이런 저런 얘기를 하다가 느닷없이 방문을 잠그고 H소녀를 껴안고 옷을 강제로 벗기려 했다. 소녀는 반항을 하며 소리를 질렀으나 빈집이라 아무 소용이 없었다. 소녀이 옷을 벗으려는 틈을 타서 방을 빠져나와 겨우 변을 면했다.

② 몇 세대가 한 집에 세를 들어 살고 있었다. 어머니는 동생을 데리고 시골로 가 있는 사이에 R소녀는 혼자 공부를 하고 있었다. 옆방에는 대학을 갓 나온 회사원이 있었는데 평소부터 아는 처지라 책을 들고 소녀의 방으로 들어와 이야기를 꺼냈다. 그가 들고 들어온 책은 소녀의 흥미를 끌만한 성에 관한 그림과 설명이 있는 책이었다. 소녀가 흥미 있게 듣는 눈치를 챈 청년은 신나게 책 내용에 대하여 이야기하다가 소녀를 와락 안으며 키스를 했다. 그리고는 팬티 밑으로 손을 넣어 국부를 오랫동안 만져 흥분하게 만들었다. 결국은 소녀의 처녀성은 무너지고 말았다.

가정 역시 안전한 곳은 못된다. 소녀 혼자 집을 지키는 것은 피해야 되며 더구나 집안이라고 해서 속살을 드러내 놓은 몸가짐은 피해야 할 것이다.

4. 성적 피해 예방

성적 피해는 남의 탓보다도 본인의 부주의에서 생기는 일이 많다.
a. 성적 피해를 입기 쉬운 기회와 장소에 대한 무관심.
b. 남성의 성의식과 돌발적 충동에 대한 이해 부족.
c. 성적 피해에 대한 방비 태세가 서 있지 않은 점.
이러한 점에 대한 방비책을 생각할 줄 모르는 것이 문제인데 성적 피해를 당하는 쪽은 언제나 여자 편이다. 그러므로 여자는 항상 경각심을 가지고 남자를 대하지 않으면 안된다.

ⓐ 극장이나 차내에서

① 번잡한 극장이나 차에 혼자 들어가는 것은 좋지 않으므로 주의해야 하며 특히 밤을 피해야 한다.
② 극장이나 차 안에서 웃거나 두리번거리는 일이 없어야 한다. 사람들의 이목을 끌기 쉬운 때문이다.
③ 될 수 있는 대로 좌석에 앉도록 하며, 부득이한 경우에는 여자들이 많이 있는 곳으로 가서 서도록 해야 한다.
④ 입을 벌리거나 무릎 사이를 벌리지 않도록 주의해야 한다. 단정치 못하거나 경계심이 없는 사람처럼 보이면 남자들은 만만히 보고 공격의 대상으로 삼는다.
⑤ 속살이 너무 드러나는 옷차림은 절대 피해야 한다. 남자들을 자극시키기 쉽다.
⑥ 남자들 몸에 몸이 닿지 않도록 조심하고 남자의 거동이 이상할 때에는 바로 그 자리에서 옮겨야 한다.

⑦ 유혹이 있을 때에는 가만히 있거나 소리 치지 말고 곧 다른 곳으로 옮기고 부득이한 경우라 하더라도 무슨 구실을 붙여서든지 그 자리를 떠나야 한다.

ⓑ 골목길이나 야외에서

① 길을 묻거나 시간을 묻는 남자가 있으면 간단히 대답해 주고 곧 그 자리를 떠난다.

② 밤중이나 사람의 왕래가 드문 곳에 혼자 나가지 않도록 주의한다.

③ 혹 뒤를 쫓는 사람이 있을 경우에는 뒤를 돌아보거나 하지 말고 무슨 말을 걸더라도 대꾸를 하지 말아야 한다. 농담 삼아 말을 받아주면 유혹에 걸리기 쉽다.

④ 늘 옷차림을 단정히 하고, 학생인 경우에는 교복을 꼭 입고 외출하도록 할 것이다.

⑤ 야외에 나갈 때에는 반드시 동성 친구들과 함께 가고, 이야기를 하거나 놀이를 할 때 주위 사람들에게 특별한 흥미나 관심을 끌 짓을 말아야 한다.

⑥ 풍기가 난잡한 듯한 장소로 가지 않는 것이 좋다.

⑦ 이성과는 되도록 단 둘이 야외에 나가지 말아야 한다. 비록 친숙하고 존경하는 이성이라도 단 둘이서 야외에 가는 것은 좋지 않다.

ⓒ 가정에서

① 이성간에는 친형제거나 친척이라도 단둘이 한 방에 있지 말라. 부득이한 경우라면 문을 열어 놓고 책상을 가운데 두고

떨어져 앉아야 한다.

② 자기 집이라 하더라도 웃통을 벗거나 속이 들여다보이는 옷 차림을 삼가야 한다.

③ 이성과 장난하거나 몸을 서로 대며 놀지 말아야 한다.

④ 이성과 단둘이 오랜 시간을 보내지 말며 특히 밤에는 피해야 한다.

⑤ 아무도 없을 때 낮잠을 자지 말 것이며, 밖에서 들여다보이는 곳에서 잠을 자지 않도록 한다.

ⓓ 그밖의 주의할 일

① 비록 아주 친근한 사이라도 이성의 하숙집이나 가정을 혼자 찾아가지 말며 비록 방문하더라도 밤이 늦게까지 함께 있지 말아야 한다.

② 비록 나이가 많은 사람이라도 남자는 언제나 경계하는 마음으로 대해야 한다.

③ 이성 교제를 많이 하는 남자와는 사귀지 않는 것이 좋다.

④ 크리스마스니 망년회니 하여 밤샘이나 늦도록 노는 모임에는 피하는 것이 좋다.

⑤ 성적 자극을 줄 만한 몸치장이나 몸가짐을 하지 말고 단정한 처신을 할 것이다.

몇 가지 예를 들어보겠다.

(실례 1) K라는 소녀는 18세로 상습적인 매음행위를 하여 교도소에서 보호를 받는 중이다. 그녀는 C시에서 얼마 떨어지지 않은 농촌의 농부의 딸로 부모의 따뜻한 사랑을 받고 학교에서는 늘 우수한 성적으로 공부했다. 그의 가정은 완고하여 이성과의 교제는 엄두도 못내는 처지였다. 그녀가 고교 1학년이 된

어느 가을. 우연히 알게 된 고교 2학년인 남학생과 교제하게 되었다. 그는 이성의 사랑이 얼마나 즐거운 일이라는 것을 처음으로 알게 되어 학교만 파하면 그와 만나는 것을 유일한 낙으로 삼았다. 그런데 어느 날이었다. 남학생과 함께 산기슭을 거닐다가 풀밭에 나란히 앉아 이야기를 하게 되었다. 얌전하게 느껴지던 남학생이 갑자기 덤벼들어 쓰러뜨리며 키스를 했다. 그런 일이 있고부터 두 사람은 더욱 육체적 접촉이 잦아지게 되었고 끝내는 처녀성마저 빼앗기고 말았다. 소녀는 그 때부터 '나는 불결한 여자다.' '시집가기는 글렀다.' 는 생각으로 잠도 못 자고 식사도 제대로 못했다. 그녀는 남학생과는 다시는 만나지 않고 혼자 고민하고 있었다. 그런데 어느 날 아버지가 심각한 표정으로 자기 딸을 뚫어지게 바라보더니 덮어놓고 때리는 것이었다. 그의 아버지는 동리 사람들 사이에 도는 소문으로 딸의 비밀을 알았던 것이다. 소녀는 부끄럽기도 하고 부모의 시달림에 못 견디어 무턱대고 C시로 달아났다. 그러나 돈도 없고 세상 물정도 모르는 터라 그녀는 결국 나쁜 사람들의 꼬임에 빠져 사창가에 몸을 던지고 말았다.

(실례 2) 18세의 P라는 소녀는 일찍이 아버지를 여의고 어머니가 행상을 하여 근근히 살아가는 형편이었다. 외동딸인 그녀는 고교 2년이 되도록 외롭게 지내던 터라 수양오빠라도 하나 있었으면 하고 늘 소망했다. 그런데 우연한 기회에 친구의 소개로 대학에 다니는 어떤 남자와 사귀어 오빠 오빠하며 지내게 되고 한 집안 식구처럼 지냈다. 그렇게 되니 때로는 대학생은 밤 늦게까지 놀고 가는 일도 적지 않았다. 어머니는 행상을 하기 때문에 P소녀 혼자서 집을 지키는 일이 많았다. 그래서 대학생과 단둘이 지내는 경우가 많았고 때로는 서로 떼밀며 장난하는 경우도 있었다. P소녀는 조숙한 편이어서 육체도 성숙해 있었고 이성에 대한 관심도 높았었다. 하루는 어머니가 밤이 늦도록 돌아오지 않게 되자 대학생과 함께 자게 되었다. 곤하게 잠이 들어 버렸다. 곤히 잠이 들어 새벽에야 깨어났다.

그런데 대학생은 보이지 않고 자기의 팬티가 벗겨지고 국부의 아픔을 느꼈다. 처녀성을 빼앗겼던 것이다. 그후로 그녀는 이성에 대하여 공포감을 갖게 되었고 결혼을 포기했으며 결국 염세적이 되었다.

(실례 3) T소녀가 고교 1학년에 재학할 당시였다. 그녀의 앞집에 소녀의 아저씨뻘이나 되는 남자가 살고 있었다. 그 남자는 부모도 형제도 없이 그의 어머니의 친구인 어떤 늙은 여자 밑에서 살고 있었다. 그는 상당히 큰 상점을 경영하여 생활도 넉넉하고 마음도 고왔다. T소녀는 오빠가 없기 때문에 그를 오빠처럼 따르고 소녀의 어머니 역시 그를 믿고 다정하게 지냈다. 그런데 어느 날 저녁 식사를 마치고 그 남자와 함께 산책을 나갔다. 언덕을 올라 나란히 앉아 이런 이야기 저런 이야기를 하다가 갑자기 남자가 소녀를 껴안았다. 억센 손아귀의 힘을 빠져나가지 못하고 소녀는 정신을 잃었다. 결국 키스를 당했다. 소녀는 울면서 집으로 돌아와 사흘 동안이나 앓아 눕게 되었다. 남자는 몇 번이나 문병을 와서 약도 먹여주고 하는 말이 "용서해라. 내가 어쩌려고 그런 짓을 했는지 모르겠다. 너는 수녀가 되겠다는 말까지 했다지. 그런 생각은 아예 말아라. 이 불쌍한 나를 이해하여 다오. 나는 너를 진정으로 사랑한다." 는 것이었다. 그러나 소녀는 모두가 거짓말 같고 세상이 못 믿을 것이라는 생각으로 삶의 의욕을 잃고 말았다.

(실례 4) X라는 소녀가 중학 2학년이 되던 해이다. X소녀는 L이라는 선생이 아주 좋은 인상을 풍기어 좋게 여기던 중 3학년이 되면서부터는 그 선생을 은근히 그리워하게 되었다. L선생 역시 X소녀를 몹시 귀여워했다. X소녀로서는 수업시간에 L선생을 보는 것이 가장 즐거웠다. 그럭저럭 X소녀는 고등학교 학생이 되었다. 이때부터 L선생에 대한 그리움은 연정으로 변했다. 선생님과 조용한 곳을 거닐어 봤으면 선생님과 단 둘이 앉아

이야기를 해봤으면 하는 생각이 들기 시작한 것이었다. L선생은 처자가 있는 몸이지만 식구는 시골에 살고 하숙생활을 하고 있었다. 하루 저녁 그녀는 L선생의 하숙집을 찾아갔다. 재미있는 이야기로 늦게까지 있었다. 이러기를 4, 5차례나 거듭하였다. 학교 이야기. 학과 이야기만 하던 그들은 친구 이야기. 영화 이야기 소설 이야기를 하게 되었다. 어느 날 밤이었다. X소녀는 역시 L선생 하숙에서 늦도록 이야기의 꽃을 피웠다. 그들의 이야기는 정열적이 되어 어느새 선생은 X소녀의 손을 잡고 어린 소녀를 귀여워하는 듯이 입을 맞추었다. 그러나 그것으로 만족하지 못해 결국 넘지 못할 선까지 넘고 말았다.

이상에서 든 바와 같이 사춘기 소녀들은 자신의 순진한 것만 믿고 남을 자기 믿듯 하는 중에 엉뚱한 피해를 입는다. 그러므로 일상 생활중에 스스로가 자신을 지켜 가도록 해 주어야 한다.

5. 문학이 끼치는 영향

문학은 인생문제, 사회문제, 또는 자연을 예술적으로 표현한 것으로서 읽는 사람으로 하여금 공감이 가게 하며 그에 매혹되어 그의 정신이나 인격형성에 크나큰 영향을 미친다. 때로는 눈물을 자아내게 하고, 희열을 느끼게도 하고, 때로는 용기와 분발, 새로운 희망을 돋구어주기도 하거니와 때로는 인생을 비관하게 하여 자살하게까지 하는 일이 적지 않다.

특히 감수성이 예민한 사춘기의 소년 소녀에게는 그 미치는 영향이 큰 것이다.

괴에테의 《젊은 베르테르의 슬픔》을 읽고 그 주인공의 사랑과 운명에 공감한 청소년들의 자살이 유행한 것이라든지 입센의 《인형의 집》에 나오는 여주인공 노라의 행동에 공감한 많은 여성들이 집을 뛰쳐나간 것이 그 대표적인 예라 하겠다.

문학작품이 성에 미치는 영향은 매우 큰 것이다. 톨스토이의 《부활》에 나오는 카튜사의 운명, 유명한 희랍시인 호우머의 서사시 《일리아드》에 나오는 헤렌의 운명, 셰익스피어의 《로미오와 줄리엣》의 아름답고 슬픈 이야기, 《메리메》에 나오는 카르멘의 야생적 성정, 도스토예프스키의 《죄와 벌》, 톨스토이의 《안나 카레리나》, 토마스 하아디의 《테스》, 듀마의 《춘희》, 모파상의 《여자의 일생》, 다눈찌오의 《죽음의 승리》, 앙드레 지드의 《좁은 문》, D H 로렌스의 《챠탈레 부인의 연인》, 춘원 이광수의 《사랑》, 《무정》, 《유정》 등이 얼마나 많은 사람들에게 깊고 큰 영향을 미쳐 왔고, 현재도 그러하며 또한 앞으로도 그러하리라는 것은 우리가 다 알고 있는 사실이다.

더구나 말초신경을 자극하기 위해서만 씌어진 듯한 저속한 소설들이 쏟아져 나오는 오늘에 있어서 사춘기 소년 소녀들이 받는 문학작품의 영향은 이미 말할 수도 없을 만큼 크다.

그러므로 이 시기에 처해 있는 학생들은 인생의 진실과 순수성을 찾을 수 있는 좋은 작품을 많이 읽도록 지도하며 또한 스스로도 그러한 작품들을 읽기에 습관을 들여야 할 것이다.

6. 영화가 끼치는 성적 영향

현대사회에서 매스콤이 미치는 영향은 대단하다. 그중에도 영화는 시청각을 통하여 어떤 사상이나 경험의 세계를 신속하게 알려주는 것이다. 그러므로 새로운 세계를 알려고 하며 동경하는 시기인 사춘기의 소년 소녀들은 더욱 큰 영향을 받게 된다.

그런데 근래에는 흥미 본위의 오락성과 향락성만을 위주로 한 듯한 영화가 쏟아져 나오고 있다. 특히 남녀의 러브신, 애무와 키스 장면, 반나체 노출 등은 청소년들의 신경을 자극시켜 혼미한 경지에 빠지게 만든다.

그러므로 건전한 내용의 영화, 교육적인 영화의 산출은 사회적으로 또한 국가적으로 시급하고도 중대한 문제라 아니할 수 없다.

7. 일반 도서가 끼치는 영향

사춘기 청소년들에게 성문제는 호기심과 매력을 일으키는 관심의 대상이다. 그런데 우리 나라에서는 학교에서 정규 성교육이 실시되지 않고 있다. 그러므로 많은 청소년들이 성적 호기심을 충족시키기 위하여 시중에 나돌고 있는 외설 도서나 저속한 잡지 등을 탐독하게 된다. 그러나 이러한 도서들이 건전한 성교육을 목적으로 하여 씌어진 것이 아니고 단지 흥미 본위로 씌어진 것이기 때문에 읽는 사람들에게 나쁜 자극을 주어 도리어 불건전한 성지식을 갖게 한다.

그러므로 올바른 성지식을 제공하는 성교육과 성도서가 시급히 요청되는 것이다.

8. 자위 행위

성적 만족을 얻기 위하여 자기의 성기를 자극하는 행위를 말한다. 마스터베이션, 오나니 또는 오나니즘이라고 한다. 핸드플레이라고도 하는데 이것은 한국 젊은이들만이 쓰고 있는 속어이며 수음이라고도 한다. 종전에는 이 행위를 육체적으로나 정신적으로 해로운 것이라 생각하여 자독 행위로 여겼으나 근래에는 이것을 적당히만 하면 정신적으로나 육체적으로 큰 해독이 없는 것으로 알려졌다. 때로는 생리적인 긴장을 푸는 수단으로써 만족을 주고 심리적인 안정감을 주는 점도 없지 않다. 그러나 과도한 자위행위는 백해무익한 일이다.

자위를 할 때에는 남성이나 여성을 막론하고 자기 머리 속에 특정한 애인이나 어떤 이성과의 단적인 장면을 그리면서 행하게 마련이다. 그러므로 자기의 손이나 그 대용물이 이성의 손이나 육체의 일부로 상상되어 성교에서 얻는 것과 같은 쾌감을 얻게 되는 것이다. 이와같이 자위는 성기에 대한 직접적인 기계적 자극으로 쾌감을 느끼기보다 심리적인 흥분으로 인해서 절정감을 느끼는 것이다.

남성의 경우에 주로 생리적으로 경험하는 몽정(자는 동안 어떤 마찰이나 압력에 의하여 성기가 무의식중에 자극을 받아 정액을 방출하는 것) 후에 비로소 행해지는 일이 많다. 몽정은 정액의 과잉 저장으로 인한 자연적인 생리적 배출 현상이니만큼 자위가 이 시기와 일치해서 행해진다면 아무런 해도 없다. 여성에게는 이런 몽정의 현상이 없고 따라서 자위행위도 남자보다 덜하다. 그러나 자위하는 방법은 남자보다도 가지수가 많다.

여자로서 가장 많이 이용하는 방법은 음핵이나 소음순의 내면을 손가락으로 가볍게 쓰다듬거나 율동적으로 압박함으로써 자극을 주는 것이다. 그러나 그밖에 성기 전체에 대한 직접적인 압박(가령 두 다리를 교차시키거나 다리 사이에 베게 따위를 끼우고 허리를 전후 또는 회전식으로 움직임)도 있고 손가락으로 질구 언저리를 자극하거나 질 안에 넣어 자극하기도 한다.

어떤 경우에 있어서나 성기나 요도에 물건을 삽입하는 것만은 삼가야 한다. 특히 파손될 염려가 있는 유리제품 따위를 사용하는 것은 극히 위험하다. 그리고 과도한 자위행위는 피로, 허약, 소화불량, 의지박약, 시력의 감퇴, 두통, 호르몬의 결핍증을 일으키는 일이 많으므로 자위행위를 습관들이는 것은 절대 금물이다.

9. 성에 대한 관심과 의문

성에 대한 관심과 의문은 어릴 적부터 시작된다.

"엄마 나는 어디서 나왔어?"

"저 애는 자지가 있는데 나는 왜 없지?"

"어른들은 왜 그렇게 털이 많아?"

하는 질문으로 가끔 어른들을 당황하게 만든다. 그러다가 사춘기에 이르면 성에 대한 관심과 의문이 더 일어날 것은 당연한 일이다.

성에 대한 관심과 의문이 가장 많이 생기는 때는 16세쯤, 곧 중학교 3학년부터 고교 1학년이다. 남녀를 비교하면 중학교 시절에는 여자가 남자보다 월등하게 많은데 반하여 고교 시절에는 남자가 훨씬 더하다.

성에 대한 관심이라면 생식 과정, 생리작용, 기본적인 흥미 곧 이성의 육체나 심리의 특징에 관한 것이 주요 부분이지만 여자는 고교시절에 이르면 남성의 여성관, 순결, 피해 등에 관한 남녀 교제에 관한 것에 집중된다. 그런데 남자의 경우 고교시절이 되면 이상에 말한 것 외에 특히 성행위에 더 관심을 두게 된다.

참고로 남녀 학생들의 성행위에 대한 관심과 의문을 적어 보면 다음과 같다.

▶ 여학생의 경우

① 여자는 왜 사람에게 절대 필요한 피를 쏟는 월경이 있는가? (12세)

② 여자 어른들은 왜 국부에 털이 많은가? (12세)

③ 남자는 왜 여자의 정조를 빼앗으려고 하는가? (13세)

④ 월경은 어째서 여자에게만 있는가? (15세)

⑤ 여자들은 어떻게 애를 갖는가? (16세)

⑥ 외로울 때에 왜 이성이 그리워지는가? (16세)

⑦ 남자는 여자를 알게 되면 왜 그 사람의 육체를 범하고 싶어 하는가? (17세)

⑧ 처녀성을 잃은 여자와 잃지 않은 여자와의 표면상의 차이는? (17세)

▶ 남학생의 경우

① 여자는 아이를 어디로 낳는가? (12세)

② 여자의 유방에 왜 남자들이 관심을 두는가? (13세)

③ 여자를 보면 얼굴이 빨개지는데 왜 그런가? (14세)

▶ 성에 관한 고민

성의 육체적 성숙은 소위 이차성 특징(二次性 特徵)이 나타나는 동시에 시작한다. 이 특징은 뇌하수체전엽(腦下垂體前葉)에서 분비되는 성호르몬의 영향을 받아서 여자는 난소에서 여성호르몬 남자는 고환에서 남성호르몬이 분비됨으로써 일어난다. 성 호르몬이 분비되기 전 성에는 신체의 발육은 있지만 이차성 특징의 발육은 미미하다.

이차성 특징이 생기기 시작하면 여자는 몸에 기름기가 많아지고, 골반이 커지며, 유방이 불룩해지면서 털이 나기 시작하고 처음으로 월경이 있게 된다. 한편 남자의 경우에는 근육이 늘고 골격이 강해지면서 음경과 고환이 현저히 커지고 음성이 변하고, 털이 나며, 사정(射精) 현상이 나타난다.

이 현상은 대체로 여자가 남자보다 빠르다. 그러나 개인의 차가 심하고 환경에 따라서도 현저한 차가 있다. 그런데 우리 나라 학생들 특히 여학생들은 성적 성숙기에 있어서 고민을 하게 된다. 대체로 15-16세 때에 가장 심한데 그 이유는 물론 여자가 지니는 육체적 조건에도 있지만 그보다도 심각한 것은 이차성 특징에 대한 이해 부족과 발육에 대한 시기나 개인의 차에 대한 무지 때문에 일어나는 일이 많다.

우리 나라 여자들의 초경은 13세 2개월의 평균을 가지고 있는데 중학교 1, 2학년에 해당한다. 그러나 빠른 사람은 9세, 늦은 사람은 16세도 있다. 유방의 발육도 여자는 8세, 늦은 여자는 16세에 시작된다.

이와 같은 시기에 성적 성숙에 관한 이해가 없으면 자연 고민하게 되는 것이다. 성적 성숙에 관한 고민은 대체로 두 가지로 나눌 수 있다.

첫째는 이차성 특징에 관한 지식의 부족이다. 전혀 모르고 있다가 갑자기 당하게 되니 놀라 걱정하지 않을 수 없다. 가령 같은 또래의 친구인데 남들은 유방이 커지는데 자기는 그렇지 않다든가, 자기는 월경이 있는데 다른 친구는 그런 현상이 없다고 할 때는 당황하지 않을 수 없다.

소년기의 주요한 특징은 생식선이 성숙되고 점차로 활동을 시작하는데 있다. 이제까지 자고 있던 것에서 깨어나기 시작하는 것이다. 고환은 끊임없이 정자를 만들기 시작하는 동시에 혈액속에 호르몬을 분비한다. 동시에 생식기 언저리와 턱에 털이 나고 소리가 변하여 묵직한 발성을 하게 된다.

소년기의 정자는 아직 사용되지 않으므로 개인에 따라 일정한 간격으로 자연 발생적으로 배설하게 된다. 어떤 사람은 2, 3일, 또 어떤 사람은 일주일마다 배설한다. 이 배설현상은 흔히 잠자는 동안에 일어나는데 때로는 잠을 깨기도 한다.

이 배설 작용은 때가 되면 스스로가 일어나기도 하고, 뜻하지 않게 혹은 외부적인 자극을 받아 일어나는 경우도 많다. 자극될 만한 것을 보거나 생각을 하거나 책을 읽거나, 여성의 화장 냄새를 맡거나 소녀의 몸에 접촉되거나 그밖의 여러 가지 정신적 또는 육체적 원인으로 정자를 배설하게 된다. 그때에 소년은 순간적으로 쾌감을 느낀다.

정자를 배설하는 현상은 결정적으로 소년기에 이르렀다는 징후인데 15, 6세 경에 일어나는 것이 보통이다. 17세까지도 이 현상이 일어나지 않으면 의사와 상담해 보는 것이 좋다.

여기서 주의할 것은 이 시기가 결혼 적령기와는 아주 다르다는 것이다. 만일 이 시기에 정자를 많이 배설하면 육체적정신적 성숙을 해친다는 것이다.

10. 불순한 이성교제

▶ **전화로 데이트하는 소녀**

고등학교 재학중인 16세 소녀 N가 A라는 18소년과 사귀게 되었다. N과 A는 여관에서 사랑을 나누었다. 처음엔 A군이 가진 돈으로 숙박비를 지불했지만 그의 돈이 떨어지자 N양의 소지품을 전당포에 잡혀서 돈을 쓰고 그것도 부족하여 나중에는 자기 언니 명의로 가까운 시계포에서 시계를 사서 그것을 팔다가 경관에게 잡혔다.

그녀는 심문하는 경관에게 다음과 같이 말했다.

"나는 A군이 좋아요. 어떻게 해서든지 함께 살겠어요. 두 사람이 같이 벌어 아파트라도 빌려 살고 싶어요. A군을 사랑하니까 그와 함께 살려고 하는데 무엇이 잘못이에요."

N양은 부모도 있고 언니는 고등학교를 졸업하고 점원 생활을 하고 동생은 중학교 재학중인 가정에서 자라났다. 그녀의 반에는 상업과 중소기업을 하는 집 딸들이 많았다. 그런데 그의 아버지는 20명 가까운 종업원을 두고 공장을 경영하다가 실패하고 인쇄 브로커 노릇을 하고 있었고 그 어머니는 재봉틀 일을 하여 근근히 살아가는 형편이엇다.

N양은 중학 3학년 때부터 자기 반에서 성격이 비슷한 학생들과 어울려 다방에 드나들기 시작하고 때로는 무단 결석도 하게 되었다.

A군을 알게 된 것은 중학 3학년 때인 가을이었다. 친한 반 친구와 시가로 놀러 나갔다가 소나기를 만나 어떤 상점 추녀 밑에

서 비를 피했다. 그때 마침 그들 옆에서 역시 비가 그치기를 기다리고 있는 두 소년을 보게 되었다. 우연히 서로 의견이 맞아 네 사람이 다방으로 가게 되었다. 그 소년 중에 하나가 A군이었는데 A군은 두 소녀에게 자기의 근무처와 전화번호를 알려주었다.

그 다음 해 2월에 N양은 A군에게 전화를 걸어보고 싶은 생각이 들었다. 그래서 전화를 걸게 되고 결국은 가까와지게 되었다. 가끔 만나다가 A군의 집에도 가서 그의 어머니와 누이와도 알게 되었다. 그 결과 둘이는 공공연한 교제를 하게 되었던 것이다.

3월 그믐께 고교 입학도 가까와진 어느 날 N양은 A군과 밤 늦게까지 놀다가 여관에 가서 밤을 지냈다. 그들의 외박은 결국 N양의 집에서 알게 되어 몹시 꾸중을 받았다. 얼마 동안은 근신했지만 약 1개월 후 곧 고등학교 1학년이 된 어느 날 두 사람은 다시 만나 4일간이나 여관에서 지내다가 결국 퇴학을 당하고 5월 하순 경에는 아주 집에서 나가 다른 곳에 가서 동거 생활을 했다.

나중에야 이 사실을 알게 된 N양의 부모는 A군과 차라리 결혼시키는 게 났겠다 생각되어 서둘렀으나 A군은 원래가 불량소년이라 그것도 제대로 되지 않았다.

▶ **채우지 못하는 애정**

다음의 예는 성 문제 때문에 가정적 파탄이 일어나 성적 비행을 하게된 경우이다. 17세인 S양은 1개월 반 사이에 3번이나 집을 나가 J라는 고교 3년생, K라는 소년과 함께 외박을 하며 돌아다녔다. K라는 소년이 리더격이 된 남자 4명, 여자 3명의 그룹은 모두가 17, 8세된 소년 소녀로서 S양이 여기에 가담하게 된 것은 그가 15세 되던 해 6월부터였다. 그해 여름 방학에 이들과 접촉하여 도색유희를 하다가 경찰의 보호까지 받았다.

S양의 가정은 비교적 넉넉했다. 아버지는 무역회사 직원으로 수입이 많지만 업무상의 교제로 생활이 불규칙했다. 게다가 여자관계도 복잡하여 어머니와 자주 말다툼을 하고 어머니는 어머니 대로 외출이 심해졌다. 나중에는 여자끼리 몰려다니면서 계·놀이·댄스·파티 등을 열었고 품행도 좋지 못하였다.

S양은 가정에 정을 붙일 수가 없었다. 자연 밖에 나가게 되고 친구들과 어울려 다방이나, 심지어는 대포집까지 드나들게 되고 불량소년들과 어울리게 되었다. 부모들은 무엇보다도 생활이 건전하고 부부간의 원만한 애정관계를 유지해야 한다. 부부가 원만하지 못할 때 애정을 채우지 못한 자녀들은 탈선을 하는 경우가 많다.

Ⅲ

사춘기 비행 방관은 위험

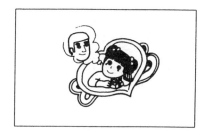

1. 비행의 종류

청소년 비행이 통계적으로 해마다 늘어나고 있다. 이들의 비행을 보면 형법에 저촉되는 절도·사기·횡령·강도·강간·폭행·공갈·방화·살인 등 가지가지의 범행이 있는 중에도 특히 눈에 뜨이는 것이 폭행 상해 등 난폭한 행위와 강간 등의 성적 비행이다.

그 외에 소위 우범 행위로서 담배 피우기·태학·태업·무단배회·음주·불순한 이성교제·불량교우·난폭한 행동·금전 낭비·절도·강도 등이다.

이러한 비행의 원인은 여러 가지가 있겠지만 몇 가지 경우를 알아보기로 하자.

ⓐ 무단 가출

모든 비행의 첫출발은 무단가출에 있다고 할 수 있다. 무단가출하게 되는 원인이 또한 여러 가지이다.

① 앞에서도 말한 바 있지만 사춘기에 이르면 개성이 나타나기 시작한다. 어릴 때는 남이 말하는 것, 특히 부모와 형이나 누이가 말하는 것을 곧이 곧대로 받아들이지만 사춘기에 이르면 아무리 부모나 형 또는 누이의 말이라도 그대로 받아들이려고 하지 않는다. 자기 스스로 사물을 비판하여 행동하려고 한다. 남에게 강요되는 것을 싫어한다. 비록 부모나 선생의 말이라도 고분고분하게 듣지 않고 따지려고 한다.

이것은 실상은 자각심이 생기고 개성을 찾으려 하는 자연 현상이고 또한 좋은 현상이라고도 말할 수 있다. 그러나 부모나 선생으로 볼 때는 불순종이다. 버릇없는 것이다. 부모로서는 실망을 줄 만한 일이다. 그러니 잘못하면 부모와 자녀 사이에 충돌이 생긴다. 자녀로서는 반항심이 일어나게 된다.

부모로서는 자녀의 태도가 너무도 괘씸스럽게 생각되어 화를 내어 네 꼴도 보기 싫다, 집에서 나가거라, 하는 폭언이 나오기 쉽다. 그런데 한편 자녀로서는 부모의 몰이해에 실망을 느낀다. 부모가 독재자 폭군과 같이 생각된다. 자기들의 노리개감, 이용물, 노예처럼 생각한다는 느낌이 들게 된다.

그러니 자연 부모에게 실망을 갖게 되고 가정이란 것을 마치 갇혀 있는 우리, 심지어는 지옥과 같이 생각하게 된다. 결국은 집에서 뛰쳐나가게 되는 것이다.

(실례 1) 이군의 가정은 중류 이상이다. 그의 부모는 상당한 교육을 받았고 아버지는 교육에 종사하고 있다. 어릴 때부터 영리하고 재주가 있는 이군은 학교 성적도 좋아 학교에서는 모범생으로 인정받기도 했다. 그런데 중학교에 들어가면서부터 부모에 대한 고분고분한 태도가 달라졌다. 아버지의 천편일률적인 훈계와 어머니의 어린 아이 취급에 싫증이 나기 시작했던 것이다. 다른 아이들의 자유스런 행동, 어디에 나서거나 활발하게 행동하는 것에 호감을 갖게 되었다. 그런데 자기의 모습은 자신이 생각해도 고리타분하다. 부모가 한스럽기만 하다. 교육자인 아버지가 왜 그리도 자기를 이해해주지 못하나 싶었다. 원망스럽게 생각되었다. 그런데 한편 부모로서는 너무도 어처구니없는 일이었다. 저 녀석이 어째서 저렇게 못돼 가나 싶었다. 그처럼 아끼고 사랑하는데 저 모양이라 생각하니 더욱 괘씸하기 짝이 없다. 그처럼 사랑했던만큼 분노도 컸다. 저 녀석 때문에 교육자인 자기가 모욕을 당하고 집안이 망신을 당한다고 생각했다. 그리하여 자식과 부모 사이의 거리는 점점 멀어만 갔다. 부모는 억지로라도 자식을 휘잡아야겠다고

생각하는 반면 자식은 굴레에서 벗어나고 싶은 생각뿐이었다. 이 때에 몇몇 친구의 유혹이 들어왔다. 부모 밑에서 노예생활만 하지 말고 좀 자유롭게 살자는 것이었다. 그리하여 이군은 집을 나간 것이다.

② 사춘기에는 변덕스럽게 되는 것이다. 이런 것 저런 것 다 해보아도 신통한 생각이 들지 않는다. 모두가 시원치 않다. 답답한 생각이 든다. 아무 구속도 받지 않고 훨훨 나다니고 싶은 생각이 든다. 가정이나 학교라는 테두리 안에서만 지내는 것은 너무도 생이 단조롭게 생각된다. 그렇게 지내는 자신이 너무도 시시한 인생이라는 생각이 든다.

더구나 부모의 간섭, 가족들의 반갑지 않은 눈초리, 모두가 못마땅하다. 자유롭게 마음대로 아무 구속도 받지 않은 자유인이 되고 싶어진다. 그래서 무작정하고 집에서 나가는 것이다.

(실례 2) 김군은 중학 3학년이다. 가정은 부유한 편이다. 교육열도 있어서 김군을 좋은 고등학교에 입학시키기 위하여 가정교사를 두어 공부를 시키고 방학 때는 학원에 보내어 강의를 듣게 한다. 처음에는 부모의 은혜를 고맙게 생각했다. 부모가 이르는 대로 공부도 열심히 했다. 그런데 웬일인지 가정교사의 태도가 못마땅하게 생각된다. 그저 돈이나 얼마 받기 위해서 밤마다 찾아오는 돈벌이꾼처럼 생각되기 시작했다. 학원은 물론이고 학교의 선생들도 그와 별로 다름이 없다. 그런 곳에 다니게 하는 부모들까지도 고맙기는커녕 달갑지 않게 생각된다. 구태여 이런 꼭두각시 공부를 해야만 장래에 성공할 수 있을까 하는 의아심이 생긴다. 나도 이제는 한 사람의 구실을 할 수 있으니 나대로의 생활, 구속을 받지 않는 자유로운 생활을 해야 되겠다는 생각이 든다. 공부하지 않고도 또 학교 성적이 나빴던 사람들이 후에 훌륭하게 성공한 사람들이 많다는데 낸들 그렇게 될 수 없으랴 하는 생각도 난다. 그런가 하면 모든

일이 귀찮게도 생각된다. 모든 사람이 다 꼴 보기 싫다. 세상 만사가 못마땅할 뿐이다. 그러다가도 남에게 칭찬을 받고 친구들 사이에도 인기를 독차지하는 사람을 보면 부러운 생각도 든다. 그래서 나도 열심히 공부해야지 한다. 그 결심도 얼마 가지 못한다. 이처럼 변덕스럽다. 갈팡질팡하다가는 결국은 훨훨 다니고 싶은 생각, 우울증을 풀어 버리고 싶은 생각에 김군은 무작정 집에서 나갔다.

③ 사춘기가 되면 자주성 곧 자립 정신이 생기게 된다. 자기의 기능 곧 실력을 알아보려고 하고 또한 자인하기 시작한다. 나도 이제는 떳떳한 한 사람이라는 자신감을 갖기 시작한다.

동시에 꿈을 갖게 된다. 누구에게 의탁하고 의지해서만 살 수 없다는 생각이 들게 된다. 나도 누구만 못지 않게 사업도 할 수 있고 돈도 벌 수 있다는 생각이 든다. 그러려면 집에만 붙어 있을 수 없다고 생각된다. 특히 농어촌이나 산골 두메에 사는 사람은 내가 이런 궁벽한 곳에서 우물 안 개구리와 같은 생활을 하며 썩을 수만은 없다고 생각되는 것이다. 그래서 돈을 벌겠다고 대도시로 가서 기술이나 학문을 배우겠다고 무단히 집에서 나간다.

④ 유혹을 받아서

이상에서 말한 바와 같이 가출하는 동기는 여러 가지 있지만 대개의 경우는 좋지 못한 사람의 유혹을 받는 것이 직접적인 동기가 되는 수가 많다. 아무리 그 마음이 가정을 못마땅하게 여기어 그 굴레에서 벗어나고 싶은 생각이 나더라도 10대의 소년 소녀가 집에서 훌쩍 떠난다는 것은 용이한 일이 아니다. 그럴 경우는 집안에서 화풀이를 하며 짜증을 내고 말썽을 일으키게 된다.

이런 때에 친구나 어떤 사람이 마음에 솔깃한 말을 한두 마디만 하면 쉽사리 집을 떠나게 된다.

유혹하는 사람의 구실은 여러 가지가 있다.

a. 시원스럽게 바람이나 쏘이자.

b. 답답한 심정을 풀기 위하여 여행이라도 하자.

c. 일찌감치 자립생활을 해보자.

d. 모험심을 길러 보자.

이런 구실이 생기면 가출할 대책을 세운다. 방법은 간단하다. 집에서 돈을 훔치거나 가구 등 돈이 될 만한 것을 훔치는 일이고 어떤 구실을 삼아 부모를 속이고 나가는 것이다.

가출의 실례를 몇 개 들어보겠다.

A라는 소년은 지난 해 9월 고교 1년 2학기부터 공부에 싫증을 느끼기 시작하여 부모에게는 아무 말도 없이 친구 집이나 값싼 하숙집에서 자며 품행이 좋지 못한 소녀와 알게 되어 두 달 동안이나 그 소녀와 방종한 생활을 하고 있었다.

이 소년이 곁길로 나가기 시작한 것은 중학교에 입학하면서부터였다. 새로 사귀는 친구가 좋지 못하여 갖은 거짓말로 부모를 속여서 돈을 타내어 낭비하는 버릇이 생겼는데 고등학교에 입학하면서부터는 불량 교우가 더욱 현저하게 되어 시계, 옷 따위를 전당잡혀서 밤늦도록 다방 등을 배회하기 시작했다.

A소년의 가정은 매우 복잡했다. 아버지는 운송회사 주임으로 있는데 실부가 아니고 그 생모는 후처였다.

그 어머니가 후처로 재혼하던 해는 38세의 미망인으로 A소년과 두 딸을 데리고 16세나 차가 나고 자녀가 넷이나 있는 남자와 재혼했던 것이다. 어머니가 재혼한 것은 소년이 10세 때였는데 어머니만 남편의 집으로 들어가고 A소년과 누이는 함께 아파트 생활을 하게 되었다.

이러한 상태로 1년을 지내다가 누이는 패션 모델이 되어 독립하고 A소년은 계부 집으로 들어갔지만 어머니와 소년의 입적 수속은 되어 있지 않았었다. 이 때부터 A소년은 자기의 신분이나 가정의 사정을 묻는 일이 있으면 자신의 수치를 드러내고 싶지 않아 거짓말을 하기 시작했다.

이러한 변칙적인 생활을 하게 되니 A소년은 가정에 정을 들일 수 없었다. 그래서 결국 외부에서 정들일 만한 곳을 찾게 되어 불량배들과 가까워지게 되고 가정을 버리고 외박하게 되었다.

2. 고독한 소년

부모 가운데 한 사람이 죽어서 가정에 다른 사람이 들어오는 경우 흔히 가출 자녀 사건이 생긴다.

초등학교 4학년에 재학중인 B라는 소년이 집을 나가 거리를 배회하다가 식료품 가게에 들어가 식품을 훔쳐 먹다가 경찰에게 잡히어 심문을 받게 되었다.

그 이웃집 사람들 말에 의하면 A군은 집에서 학교에도 보내지 않고 음식도 주지 않아 제대로 얻어 먹지 못하면서 학대를 받고 있는 불쌍한 아이라고 했다. 학교에 알아보니2학기가 된 후로 한 번도 출석한 일이 없다고 했다. 교장과 담임 선생의 말은 그의 아버지에게서 어떤 사정으로 인해 9월 15일까지 결석하겠노라는 결석계가 제출되어 있는데 평소에는 말이 없고 성적은 중간이며 체육을 싫어한다는 것이다. 그리고 결석을 자주 하는 것은 물론, 어떤 때는 선생 몰래 식료품점에 들어가 식품을 훔쳐 가지고 화장실 같은 데서 먹고 친구가 없어서 언제나 외톨이로 지낸다는 것이다. 부모는 한번도 학교에 와본 일이 없고 가정에 연락해도 아무 대답이 없다는 것이다.

그의 아버지를 만나 물어본즉 자기는 날품팔이로 생활하는데 그 애가 집을 자주 나가고 행실이 불량해서 어떤 아동보호소에라도 보냈으면 좋겠다는 말만 하는 것이고 그의 어머니는 내가 계모이기 때문에 남들은 내가 그 애를 차별 대우하여 음식도 재대로 주지 않는다고 말하는 모양이지만 조금도 차별 대우한 일이 없다고 했다. 어쨌든 이 소년은 가정적인 분위기가 그를 비행에 이르게 한 것이다.

ⓐ 낙제생의 비밀

① A소녀는 부유한 가정의 귀염둥이 딸이다. 초등학교 때부터 가정교사를 집에 두고 특별지도를 받았으며 중학교도 소위 일류라는 학교에 입학하여 무난히 공부하였고 졸업학년에 이르러서는 가정교사는 물론이고 학원까지 나가 특별 지도를 받아가며 수험 준비를 했다. 소녀 자신도 열심으로 공부하였거니와 그의 부모들은 물론이고 온 집안 사람이 그의 고등학교 합격이 지상의 목표인 듯이 갖은 모양으로 그의 합격을 위하여 노력하며 축수했다.

그런데 응시 결과는 불행히도 실패하고 말았다. 온 집안이 마치 초상이나 만난 듯 침울한 분위기에 휩싸였다. 노골적으로 당자인 소녀를 책망하거나 흉보는 사람은 없었지만 모두가 이상한 눈초리로 자기를 보는 듯했다. 소녀는 마음을 안정시킬 도리가 없었다. 그러니 자연 함께 응시하다가 불합격의 쓴 잔을 마신 친구들과 어울리게 되었다. 그들만은 소녀의 심정을 이해해 주었기 때문이었다. 그러나 그들의 이야기는 모두가 자포자기적인 것이었다. 사람들을 보기가 부끄럽고 창피해서 어떻게 지내느냐는 것이었다. 결국 그들의 결론은 어디로 멀리 떠나자는 것이었다. 깊은 생각도 필요 없었다. 답답하고 울적함을 풀어 보자는 것뿐이었다.

세 사람의 소녀는 각기 거짓말을 하거나 집에 있는 물건을 몰래 들고 나가 팔아서 돈 얼마씩을 마련해 가지고 방향도 목적도 없이 무작정 떠났다. 모두가 부유한 집 귀염둥이 딸들이었다. 돈 씀새가 보통이 아니었다. 가지고 나간 돈은 얼마 안 되어 떨어졌다. 초조한 생각이 들기 시작했다. 처음부터 수상하게 생각했던 하숙집 여자는 그들의 초조해하는 태도를 눈치챘다. 그 여자는 뚜

쟁이들과 내통하는 나쁜 여자였다.

결국 이 소녀들은 그의 유혹에 빠져 위험한 고비에 들었다가 한 소녀가 그 눈치를 채고 탈출하여 다행스럽게도 구출되었다.

부모의 인정을 받아 외박하는 경우 K군은 재수를 하느라고 협착한 자기 집에서 자지 않고 친구집에서 자기도 했다. 그러므로 K군의 부모는 생활을 방관하는 상태였다. K군의 친구 역시 때로는 K군 집에서 자는 일이 있었다.

한번은 두 소년이 외박을 하고 싶은 생각이 났다. 더구나 창녀들이 들끓는 곳에 가서 자보고 싶은 호기심이 났던 것이다. 그 결과 이들은 새로운 세계를 발견한 느낌이었다. 그들은 종종 그런 곳에 가는데 맛을 들였다. 그러나 그들의 부모는 피차에 다정하게 지내며 공부를 열심히 하는 것으로만 알고 있었다. 결국 이들은 부모의 인정을 받으며 외박으로 인한 범죄의 길로 들어선 것이다.

이상의 실례로 보아 자녀의 외박과 가출은 몇 가지 유형으로 나눌 수 있다. 부모의 사전 승인을 받은 외박과 무단 외박, 부정기 외박과 정기 외박, 외박 사유가 사실인 경우와 거짓인 경우다.

어쨌든 무단 외박과 거짓 사유의 외박은 위험한 것이다. 자녀가 외박했을 때 부모가 보는 태도는 각양각색이다. 또 외박하게 되는 주요한 원인의 하나는 가정에서 부형중에 외박이 잦은 사람이 있는 경우이다.

특히 여자 중에 가끔 외박하는 일이 있으면 그 자녀는 외박을 예사로 알게 되어 곁길로 가기 쉽다.

3. 가정 환경

ⓐ 비행과 환경

소년 소녀 비행의 원인이 타고난 성품 때문이라고 말할 수는 없다. 오랜 동안에 걸친 환경의 영향에 의하여 비행에 빠지기 쉬운 인격이 형성되고 게다가 환경의 직접적인 자극과 유발 작용에 의하여 이제까지 잠재해 있던 문제가 비행으로 나타나기 때문이다.

그런데 비행에 빠지기 쉬운 소인을 형성하는 환경 작용 중에는 임신하기 전에 배종이 잘못 되었거나 임신중에 태아가 훼손을 받는 선천적인 장해가 되는 경우가 가끔 있다. 또 유아기에 두부에 외상을 받았거나 뇌질환에 걸리는 것과 같은 후천적인 인격 장해로 인하여 비행소년이 되는 경우도 있다. 그러나 이런 경우는 극히 드물므로 비행의 원인이라고까지는 할 수 없다.

후천적 환경으로서 비행의 가장 중요한 원인은 가정 환경의 장해라고 하지 않을 수 없다. 가정은 아이들이 사회관계를 맺는 가장 중요한 환경으로서 그들은 이 속에서 양육되고 보호되고 품성을 기르고 훈련을 받으면서 사회생활의 기본적 태도를 체득하고 적응하는 방법을 배우게 된다. 그러므로 이 가정환경에 장해가 있게 되면 아이들의 사회성의 발달에 좋지 못한 영향을 미치게 된다.

ⓑ 결손 가정

가정환경의 결함 중에서 옛날부터 중시되어 오는 것은 결손 가정이다. 결손 가정이란 부모중의 한 사람 또는 두 사람이 다 죽은 경우, 이혼 별거 또는 부모에게 버림을 받아서 파괴된 가정을 말하는 것으로서 이런 가정에서 비행소년이 가장 많이 생긴다.

그런데 아버지가 없는 경우와 어머니가 없는 경우를 비교할 때에 어느 쪽이 불량화될 가능성이 많으냐는 문제에 대해서는 학자들 사이에 의견이 일치되지 않지만 확실한 것은 아버지가 없는 경우에는 경제적으로 곤란하다거나 규율있는 통제가 없게 되고, 어머니의 맹목적인 사랑으로 양육받을 가능성이 많으며, 어머니가 없는 경우에는 방임된 채로 애정에 주리게 된다. 그런데 오늘날은 부모가 다 있으면서도 부모의 구실을 다 못하여 자녀를 그르치는 일이 많다.

부모가 자녀를 잘못 지도하는 예로서는 부모의 지나친 비호, 응석받이로 기르는 것, 너무 엄격한 것, 자녀에 대한 지나친 간섭, 권력적인 지배 · 편애 · 거부 · 방임 · 몰이해 등이다.

ⓒ 부도덕한 가정과 갈등 가정

가정의 직업이 부도덕한 분위기를 조성하고 있는 경우, 예를 들면 유흥업, 술집, 저속한 여관이나 하숙업 그밖에 아이들에게 좋지 못한 영향을 끼칠 수 있는 분위기를 이루고 있는 가정에서 자라나는 아이들은 비행을 저지르기 쉽고 특히 사춘기에 이르게 되면 보는 것이나 듣는 것이 충동과 자극을 주는 것뿐이므로 갖은 비행을 배우게 되며 갈등 가정, 예를 들면 봉건적인 가족과 민주적 개방적 가족 사이에 의식과 가치 판단이 현저한 차이를 나타내는 경우, 또는 교양 · 습성 · 성격 · 인생관 등에 현저한 불일치가 있는 경우, 어머니와 할머니 다시 말하면 고부간에 가정 안에 있어서의 지위

관계로 인한 반목을 이루고 있는 가정, 또는 정상적인 가정 관계가 파괴되어 한 가정 안에 혈연관계가 전연 없는 사람이 있어서 가족 구성원이 분열되어 있는 경우, 예를 들면 계부, 계모 또는 이들이 데리고 들어온 아이가 있든지 하는 경우에는 그 가정에는 자라나는 아이 특히 그들이 사춘기에 이르면 불안정 상태에 이르러서 비행을 저지르게 된다.

ⓓ 빈곤한 가정과 중산층 가정

종래에는 가정의 빈곤이 소년의 비행에 중요한 원인이 된다고 생각해 왔지만 근래의 통계에 의하면 사춘기 소년의 비행은 오히려 중산층 가정에서 많이 발생하고 있다는 보고다. 그리고 가정의 경제와 관련해서 주목할 만한 일은 아버지의 불안정한 직업과 어머니의 노동인데 특히 어머니의 노동에 있어서는 옥외 노동이 더 문제가 된다. 그것은 어머니의 노동은 직업으로서 안전성이 없을 뿐 아니라 수입도 별로 없으면서 자녀에 대해서는 어머니의 구실을 제대로 할 수 없기 때문인 것이다.

4. 올바른 이해(과학적 진단)

자녀가 병에 걸리면 부모된 이들은 근심 걱정하여 열심으로 그 원인을 알려고 하여 이것저것 물어보기도 하며 그 증상을 살피기도 하고 또한 의사에게도 달려간다. 그런데 사춘기 자녀가 어떤 잘못된 일을 하면 대부분의 부모들은 그 원인을 알려고 하기보다도 책망하기에 앞선다. 기껏 사랑으로 키워놓았더니 부모의 은혜는 몰라보고 그 따위 짓을 한다느니 그 자식 때문에 집안 망신이라느니 하며 꾸짖는 것이다. 또 학교에서 학생의 비행을 알기라도 하면 학교 역시 그 원인을 알려고 하기보다도 학교의 명예를 생각한 나머지 드러내놓고 조사하려고 하지 않고 우물쭈물 처리하려고 하거나 만일 드러나 사실인 경우에는 처벌하는 것으로 문제해결을 한 것으로 생각해 버린다. 부모나 학교 교사가 사춘기의 소년 소녀의 잘못을 이렇게 처리해 버리면 그 아이들은 더 불량한 상태로 빠져 건질 수 없는 데까지 이르게 된다.

병이 걸리면 되도록 빨리 의사의 진단을 받아 적절한 조를 받을 필요가 있는 것과 마찬가지로 사춘기의 아동이 잘못을 저지를 때에는 질책하거나 처벌하기 전에 그 원인을 분명히 알아서 바르게 지도할 방법을 강구해야 된다. 그런데 실제에 있어서 자녀가 비행을 저지를 때에 그 원인을 진단하는 의사에 상당하는 전문가라든지 진단을 받을 병원에 상당하는 기관이 별로 없어서 부모로서는 자녀의 지도자의 입장에 있는 교사나 목사 또는 그밖의 적당한 사람과 상담할 수밖에 없는 경우가 많다.

어쨌든 사춘기의 자녀들이 비행을 저지르는 원인은 단순한 것이 아니고 복잡한 것이므로 그것을 구명하기란 결코 용이한 일이 아니다. 그러므로 될 수 있으면 아동 상담소, 정신위생 상담소, 신경정신의, 가정 재판소, 소년 감별소, 교육 상담소 등 전문기관에 의뢰하여 원인을 구명하는 것이 좋다. 이런 기관에서는 여러 연구 또는 케이스 스터디라 하여 다음과 같은 절차를 밟는다.

a. 케이스 워커어에 의한 사회적 조사.

b. 케이스 워커어, 그밖의 전문가에 의한 면접 조사.

c. 일정한 기간 동안의 행동관찰. 이 관찰에는 자연적 관찰, 조건부 관찰, 실험적 관찰 등이 있는데 실험적 관찰이란 여러 지 정신 측정, 심리 테스트 등이 중요한 방법이다.

d. 의학적 정신의학적 진단

이상에 말한 조사 자료를 근거로 삼아서 여러 가지 원인을 분석하고 검토하게 되는데 이것을 크게 종단면적 분석과 횡단면적 분석으로 나눌 수 있다. 종단면적 분석은 유전관계, 태생기와 출산기의 상황·보호력·생육력·학력·직력·비행력 등을 조사해 보고 그 생활사를 문제되는 비행과 관련시켜서 인과적으로 원인을 파악하는 것이다. 다음 횡단면적 분석은 가정관계·교우관계·근린관계·본인의 정신적 및 신체상태 등 현재의 상황에 대한 자료를 조사하여 문제된 비행과 관련시켜서 원인을 검토하는 것이다.

이와 같은 분석은 전문적인 케이스 워커어, 임상심리학자, 의사, 정신과 의사 등에 의하여 시행하고 최후로 이 전문가들이 그들의 조사자료를 가지고 합의하여 종합적인 판정을 하는 것이 이상적인 진단형식이 되겠지만 우리 나라의 소년 진단 시절에는 이러한 전문가들이 다 있지 않으므로 실제에 있어서는 간략한 방식을 취할 수밖에 없다. 그러나 이상에 말한 바와 같은 원칙에서 신중한 태도로 면밀히 조사 검토하여 원인을 구명하도록 해야 될 것이다.

그리고 이러한 조사를 할 때에는 다음의 몇 가지를 주의해야 한다.

　a. 주관에 얽매이지 말고 어디까지나 객관적 입장에서 정보를 수집
　　할 것이며, 충분한 정보가 수집되기까지는 경솔한 판단을 내리
　　지 말 것.

　b. 질책, 비난, 혐오의 기분을 나타내지 말 것.

　c. 본인에게 안도감과 신뢰감을 주도록 힘쓸 것.

ⓐ 진단 유형

　이상과 같은 절차를 밟아 비행 아동의 원인을 진단하더라고 병
의 경우와 같이 일정한 진단을 내릴 수 없다. 그러나 대체로 다음
과 같이 나눌 수 있다.

　① 생물학적 이상이 밑바탕으로 되어 있는 것으로서 예를 들면
　　정신박약 · 정신병질 · 신병 · 뇌질환 · 후유증 · 두부외상 · 후
　　유장애 등이 비행과 밀접한 관계가 되어 있는 것이다.

　② 우발적이나 환경의 영향을 받아 일어나는 경우로서 성격적
　　으로나 환경 면에서 병적인 면이 적으므로 일시적인 현상이
　　어서 곧 고쳐질 수 있는 것이다. 일반 정신적인 갈등에 의해
　　일어나는 비행은 이에 속한다.

　③ 만성 또는 상습적인 비행으로서 오랜 동안 비행이 반복되고
　　비행생활이 계속되는 것이다. 여기에는 같은 비행을 하여 직
　　업적인 범죄자가 되는 것이다. 전자는 소질에 문제가 있는
　　소위 소인형이고 후자는 환경에 문제가 있는 감념형이다.

　④ 정서장애에 기인한 부적응형으로서 신경병적인 심리상태에
　　서 저질러지는 비행이다. 그런데 사춘기의 장해에 의한 제 2
　　에 속하는 일시적인 비행의 경우가 많지만 소질 또는 환경
　　이 좋지 못하면 비행생활이 계속될 위험성이 있다.

5 비행과 그 대책

그러면 날로 늘어나고 있는 경향을 보이는 십대 소년 소녀들의 비행, 그들 자신의 앞길을 파탄으로 몰아 넣을 뿐 아니라 가정과 사회를 문란하게 하는 이들의 비행이야말로 부모와 교사 일반 지도층의 큰 관심사가 되지 않을 수 없으며 이에 대한 대책은 가정뿐 아니라 국가 사회의 중대한 문제가 안될 수 없다.

우선 무단 가출 행위의 경우를 생각해 보기로 하자. 자녀가 잘못을 저질러서 부모의 책망을 듣는 중에 '너 같은 자식은 꼴도 보기 싫다. 집에서 나가라.' 하는 말을 듣고 그대로 집을 나가는 경우도 있고 부모와는 아무 의논도 하지 않고 혼자의 생각으로 취직이라도 하겠노라고 집을 나가는 경우도 있다. 또한 친구들과 놀다가 너무 늦게 집에 돌아가면 책망 들을 것이 겁나서 친구 집에서 자는 일도 있고, 병적으로 여기저기 돌아다니다가 집으로 돌아가지 않기도 한다. 이런 무단가출은 비행을 하게 되는 시작으로서 그 뒤에 계속하여 잘못된 일을 하다가는 다른 좋지 못한 비행까지도 범하게 된다.

ⓐ 무단 결석

학교를 무단결석하는 것도 마찬가지다. 그래서 무단결석은 소년 범죄의 유치원이라는 말이 있다. 대부분의 비행소년이 처음 비행을 저지르고 무단결석하게 되면 자연 좋지 못한 아이들과 사귀게 되어 차츰 불량한 행위를 하게 된다.

그런데 여기서 문제가 되는 것은 자녀에 대한 훈육과 규율을 엄격하게 하는 것이 좋으냐 아니면 관대하게 하는 것이 좋으냐가 아니라 그들이 범한 일이 비행이냐 또 비행이라면 중한 것이냐 경한 것이냐를 이해하고 평가하는 것이 십대 아이들을 보호하고 교육하고 단속하는데 중대한 영향을 미치는 것이다.

ⓑ 비행의 올바른 이해

비행소년이라고 할 수 있는 특수한 소년이 있다고 생각하는 것은 잘못이다. 일반으로 비행소년이라 불리는 소년 중에는 어릴 때부터 비행이 있어서 소년원 같은 곳을 다녀나온 아이들이 많다. 그러나 경찰에 검거되었다든지 가정재판소에서 나온 소년 소녀이기는 하지만 그의 인격 전체는 결코 비행적이 아니기 때문이다.

소년의 비행에 관하여 권위자인 미국의 히일러 박사는 "비행은 소년의 자기 표현의 한 양식으로서 그 소년의 인격 전체의 표현은 아니라"고 했다. 다시 말하면 소년의 정상적인 욕구의 흐름이 어떠한 원인에 의하여 저지되는 경우에 그 저지된 부분에 결함이 생기어 사회에 용납되지 않는 형태로서 나아가는 길이 변하여 흐르기 시작한 것이 비행이라고 한다. 다시 말하면 욕구 방해에 대한 적응이 잘못 되어 나타난 행동이 법률로서 금지된 것이라든지 사회에 용납되지 않기 때문에 비행으로 생각되는 것이지 인격 전체가 비행을 하도록 운명지어진 것은 아니다. 다만 이러한 행위는 보호자의 신뢰를 잃게 되고 가정에 불행을 초래하며 지역사회에 위협을 줌으로써 소녀의 인간 전체가 두려워할 만한 존재인 것처럼 생각되게 한다. 더구나 경찰에 잡힌다든지 소년원에 들어가기라도 하게 되면 결국은 비행소년이란 레텔이 붙어서 소년의 진로를 아주 망쳐 버리는 것이다.

말하자면 그릇된 길로 들어선 결과로 나타난 인격의 일부로 비행으로 나타난 것을 적당한 처치를 하지 못했다든지 주위 사람들의 몰이해 때문에 인격의 건강한 부분까지도 그르치어 결국은 걷잡을 수 없는 비행 소년이 되어 버리는 것이다. 그러니가 비행 소년이란 처음부터 있는 것이 아니고 결국 만들어지는 것이다.

소년의 비행을 이해하는데 중요한 한 가지 조건이 있다. 죄를 나무랄 것이지 사람을 나무라서는 안된다는 말이 있거니와 행위 자체는 도덕적으로 책망하더라도 행위와 관계가 깊은 인격에 대해서는 행위와는 별도로 도덕적 평가를 해야 된다는 것이다. 비행이 있었다고 해서 나쁜 놈이라고 인격 전체에 대하여 반도덕적, 반가치적으로 비난하는 것은 잘못이다. 그것은 소년에 대한 잘못된 이해일 뿐 아니라 소년을 개선시키는데 매우 위험한 생각이다.

비행은 무단가출이라는 한 가지 행위로써도 알 수 있는 바와 같이 그 내용에 배경이 되는 사정은 천차 만별이다. 그것을 통틀어서 도덕적으로 나쁜 것이라고 단정하는 것은 범죄와 정신병을 악마가 하는 짓이라고 생각하는 것과 같은 일이다. 오늘에 있어서는 행위나 그 원인에 대하여 사회학, 심리학, 정신의학적인 입장에서 많이 연구되고 있다. 그래서 오늘에 와서는 비행이 무엇이며 그 원인이 어디 있는지 밝혀지고 있다. 이 책에서는 소년 소녀들이 특히 범하는 여러 가지 비행을 말하고 그 원인과 지도법을 고찰해 보려는 것이다.

ⓒ 부모에게 반항하는 자녀

▶ 부모의 권위에 반항하는 소년

어떤 고물상에 스위스제 손목시계를 팔러 온 17세쯤 되어 보이는 소년이 있었다. 마침 그때 나타난 경관이 소년의 거동을 수상히 여겨 신문한 결과 그날 아침 공원에서 16, 17세 되는 소년을 위협하여 뺏은 것이라는 자백을 받았다.

이 소년은 한달 전에 시골 집에서 무단 상경하여 숙부의 집에서 자리를 구하고 있었는데 그의 아버지는 그의 숙부에게 편지를 하여 자기가 올라가서 데리고 가겠다고 하였다. 그런 눈치를 챈 소년은 자기 숙부의 집에서 뛰쳐나와 공원 · 유원지 · 상점가 등으로 돌아다녔다. 돈이 궁하게 되자 결국은 자기보다 약해 보이는 학생이나 직공들을 위협하여 귀중품 등을 뺏게 되었던 것이다.

그를 계속해서 문초해 본 결과 그의 아버지는 큰 절의 주지인데 호적상으로는 양부로 되어 있었다. 그의 아버지는 절의 주지일 뿐 아니라 지방 문화계의 지도자로서 청년들의 문화활동을 지도하고 유치원도 경영하고 있었다. 그의 아버지는 외면으로는 매우 온화하지만 가정에 대해서는 엄격하여 가족들에 대하여 위압적이었다. 그래서인지 소년의 형이 되는 장남은 공원에 모여드는 부랑아들을 보고 종교가야말로 저런 불행한 소년들을 위하여 돌보아 주어야 된다고 주장하여 아버지와 충돌하는 중이었다.

소년이 초등학교에 들어가게 되었을 때 그의 아버지는 아들이 태어난 경위가 복잡한 것을 알고 있는 사람들의 말을 꺼려해서 가까운 학교에 들여보내지 않고 일부러 멀리 떨어진 학교에 입학시켰다. 이것이 도리어 소년에게 의혹과 불신의 생각이 깊어지게 했다.

소년은 중학 1학년이 되었을 때 자기를 남매 중에 자기만이 양자로 되어 있다는 것을 알고 아버지에게 그 까닭을 물으니까 애들은 그런 거 알 필요 없다고 화를 내시는 것이었다. 소년의 의심은 더욱 깊어져서 반항심이 생기기 시작하여 중학 2학년이 되어서는 자기의 친어머니가 누구인지 몰래 조사하여 찾아가 본 일도 있었다.

이때부터 소년의 생활 태도에는 침착성이 없어지고 학업 성적도 떨어지고 집으로 돌아오는 시간도 늦어졌다. 또 거짓말도 자주 하고 반항적인 언사도 많이 쓰게 되었다. 중학을 졸업하고 농업고등학교에 입학하게 되었는데 이때부터 좋지 못한 친구를 사귀기 시작하였고 수업료를 집에서 받아다 딴 곳에 써 버리기도 하고 친구들에게 돈을 빌어 쓰기도 했다. 그렇게 되자 그의 아버지는 독단적으로 소년을 학교에 보내지 않았다.

다음 해 3월에 운송회사에 취직하게 되었는데 월급을 타서 한 푼도 집에는 가져오지 않고 모두 유흥비에 써버렸다. 그러자 그의 아버지는 소년의 월급을 회사에서 직접 자기에게 보내도록 했다. 이에 반발한 소년은 집에서 뛰쳐나가 친구 집에서 거쳐하면서 자기 아버지의 이름으로 서점에 가서 비싼 책을 외상으로 사다가 팔던가 자기 아버지 친구들에게서 돈을 빌어다 쓰곤 했다. 그러는 동안에 빚은 자꾸 늘어나 갚을 길이 막연해졌다. 그 결과 앞에서 말한 죄를 저지른 것이다.

이 소년은 지능지수가 93으로 영리한 편은 아니었다. 정신병환자는 아닌데도 다혈질이고 불안정한 편이었다. 결국 그 아버지의 권위적 전제적 억압이 그를 비행소년으로 만들었다.

▶ 왜 반항하는가?

부모뿐 아니라 교사, 소년 지도기관의 직원 등 아이들의 보호와 지도를 맡고 있는 사람들은 순종하고 순박한 아이들을 좋아하고 말을 잘 안 듣는다든지 반항하는 아이는 손을 댈 수 없는 아이라고 생각하기 쉽다.

그러나 아이들의 반항은 결코 두려워할 것이 못된다. 반항하는 데는 상당한 이유가 있는 것으로 반항하는 쪽과 반항을 받는 쪽 사이에는 반항할 만한 심리적인 관계가 있는 것이다.

이 반항을 일으키는 원인으로서 옛부터 주목되어 내려오는 것은 권위적, 전제적인 어버이의 태도이다. 이 소년의 경우에 있어서도 자기 출생의 비밀에 대한 것을 어린 마음에도 의심이 가지 않을 수 없는 것이다. 그렇다면 아버지는 잘 이해시켜 주려고 하지 않고 일방적으로 자기 주장과 자기 방법대로만 밀고 나가려고 했던 것이다. 그것이 결국에는 소년의 의혹과 불신감을 강하게 만들었고 연령이 사춘기에 이르게 되자 반항적 형태로 나타난 것이다.

권위라는 것은 가정 안의 질서를 유지하고 아이들의 윤리성을 기르는 데는 없을 수 없는 것이다. 학교의 교사에 있어서도 같다고 할 수 있다. 그러나 부모나 교사가 그 권위를 지나치게 휘둘러 댄다든지 그 권위를 앞세워서 강압적으로 나오면 아이들이 반항을 하게 된다. 이 권위와 강압에 대한 반항은 아이들에게만 있는 것이 아니고, 어른 사회에도 있는데 이것으로 인하여 사회가 진보되어 나가는 것이라고 할 수 있다. 이런 반항은 사회발전에 필요한 것이라고도 할 수 있다. 그러나 권위가 지나친 압제로 된다든가 권위가 너무 예민하게 나타날 때는 불건전한 결과를 맺어서 그 관계가 원활치 못하게 되고 사회의 발전에 지장을 주게 된다. 비행 소년의 반항에는 이런 불건전한 관계에서 일어나는 경우가 많은데 여기에는 여러 가지 형태의 부모의 태도가 있다.

ⓓ 반항을 유발하는 부모의 태도

이 소년의 경우에는 부친의 권위적 태도가 반항을 일으키는 중요한 원인이 된 것은 사실이지만 아들보다도 부친이 소년 출생의 비밀을 솔직하게 알려주지 않은 데 있다는 것을 무시할 수 없다. 즉 부모의 이혼, 재혼, 양자로 삼는 일, 별거한 것 등으로 부모가 자식에 대한 애정을 보여주지 않았기 때문만 아니라 오히려 자기의 약점을 감추고 자식만 경계하려고 했기 때문에 일어난 것이다.

어떤 소녀는 고등학교를 졸업하고 회사에 근무하게 되었는데 얼마 안되어 불량한 남성과 교제하다가 육체 관계를 맺게 되고 차츰 불순한 이성교제를 계속하게 되었다. 그 원인을 알아본즉 그의 어머니가 딸의 남자 교제에 대하여 지나치게 간섭하는 것을 성가시게 생각하여 어머니의 말을 듣지 않고 도리어 반발심으로 어머니가 가장 두려워하는 일인 남성과의 성관계를 범하게 되었던 것이다. 더 알아보니 그 어머니 역시 자기 딸과 같은 나이 때에 남편에게는 말할 수 없는 실수를 범한 과거가 있었다. 그런 관계로 딸에게 지나친 간섭을 한 나머지 딸의 반발을 일으키게 만들었던 것이다.

ⓔ 부모의 일반적인 기대

부모의 일반적인 기대도 자녀의 반발심을 일으키는 원인이 된다. 고등학교 2학년인 A군의 부친은 가정이 빈한한 탓으로 초등학교밖에는 다니지 못했다. 그 탓으로 회사 생활이나 사회 생활에서 억울한 일과 창피스러운 일을 많이 당했다. 그래서 자녀만은 특히 A군만은 무리를 해서라도 대학에 보내야 되겠다고 생각했다.

행인지 불행인지 A군은 머리가 좋아서 초등학교에서 우수한 성적을 얻었으므로 부모는 이 아이에게 큰 기대를 걸었다. 그런데 초등학교 6학년이 되자 가까이 사는 친구들과 놀러만 다니기 시작했다. 그의 부모는 환경이 좋지 못한 탓이라 생각하고 단연 오랫동안 살던 동네를 떠나 다른 동네로 이사했다. 소년의 아버지는 이사하느라고 진 빚과 아이들의 학비를 마련하기 위해 더욱 열심히 일하고 그의 어머니도 새로 설립된 조그만 공장에 가서 일하게 되었다.

아버지는 지친 몸으로 집에 돌아와서도 A군의 학업을 권장하며 친구들을 사귀는 일에도 세밀한 주의를 시켰다. 그래서 A군의 중학 성적은 점점 좋아져서 졸업 후에 고등학교에도 무난하게 입학했다. 그런데 고등학교 1학년 1학기 성적이 좋지 못하더니 2학기가 되어서부터는 아버지의 말도 듣지 않고 때로는 반항적인 태도로 나왔다.

어머니는 고등학생의 생활이란 전연 알지 못하기 때문에 출석하여 학부형들의 말도 듣고 담임 선생님에게서 A군에 대한 주의라도 들으면 어쩔 줄을 모르다가 집에 와서 A군을 몹시 꾸짖곤 했다. 그러자 A군은 차츰 말도 안하고 부모의 눈을 속이고 아이들과 놀러만 다녀서 결국은 낙제를 하게 되었다.

아들의 성적이 너무도 기대에 어긋난 것에 낙담한 아버지는 다만 꾸짖을 뿐이었는데 A군도 아버지에게 반항하여 좀 심하면 문을 탁 닫고는 뛰쳐나가 버렸다. 한편 A군은 선생이 자기에 대한 말을 좋지 않게 했기 때문이라고 생각하여 부모가 아무리 달래도 학교에 나가지 않았다. 또 아버지가 심하게 꾸짖으면 약한 어머니에게 대들어 화풀이를 하려고 하기 때문에 꾸짖기만 할 수도 없었다.

이처럼 부모의 기대가 자녀의 능력에 비하여 너무 클 때는 자녀는 마치 부모의 기대하는 바를 큰짐이나 된 듯이 생각하여 결국은 반발을 일으키게 되는 것이다.

ⓕ 부모를 만만하게 생각하는 것

사춘기에 흔히 볼 수 있는 반항 원인의 또 한 가지는 어릴 때 부모의 응석을 너무 받아서 부모를 어렵지 않게 생각하는 데서 온다. 보호가 지나치면 의뢰심이 많아져서 사춘기의 정신적 또는 육체적인 변환이 제대로 되지 못하는 경우가 많다. 그래서 자립성과 사회성을 필요로 하는 경우에 언제나 의존하고 있으려는 생각과 한편으로는 부모의 간섭에서 떠나려는 심리적 갈등 때문에 반항심이 일어나게 된다.

그러므로 반항하는 자녀들을 조사해 보면 아이들이 나면서부터 성품이 거칠어서 그렇게 되는 것보다도 부모의 권위적, 전제적 태도, 과대한 기대, 지나친 간섭, 과도한 보호, 거부적 태도, 방임적 태도 등에 대한 반발로서 일어나는 일이 적지 않다.

다시 말하면 부모가 자녀를 위해서 하는 일이라 하지만 실제는 자기 중심적으로 자녀의 생각은 이해하려고 하지 않고 자기의 방식대로 무리하게 밀고 나가려는 데서 반발이 일어나는 것이다. 특히 사춘기가 되면 이제까지는 부모를 의존하고 살아 왔지만 앞으로는 한 사람의 인간으로서 인정을 받고 싶어 하는 것이다. 그리하여 독립된 인간으로서 주위 사람들에게 자기를 나타내 보이려고 하는 한편 사회적으로는 아직도 인정을 받고 있지 못하는 점에 대하여 못마땅하게 생각하는 것이다. 말하자면 마음속에 의존과 독립된 이율배반적인 갈등이 일어나 그것이 반항의 형태로 나타나게 되는 것이다. 그러므로 부모의 보호로부터 이탈하려는 시기 곧 정신적 이유기에는 부모가 그 심리를 잘 이해하여 종전의 훈육방식을 고집하지 말고 그에 순응하도록 지도해야 될 것이다.

ⓖ 사춘기의 반항

이와같이 생각하여 보면 사춘기라고 하는 시기는 반항기라고도 할 수 있다. 그래서 시기 자체가 반항하기 쉬운 요소를 가지고 있으므로 특별한 이유가 없이도 반항이 일어나기 쉬운 것이다. 그래서 부모와 교사에 대하여 비판적이 되고 그 보수성과 융통성이 좋지 않게 생각되어 강한 반항심을 일으키는 것은 결코 이상할 것이 없다.

심리학에서는 일반으로 유아기에서 보는 반항적인 시기를 제 1 반항기, 사춘기의 반항적인 시기를 제 2반항기라고 하는데 아동 정신의학자인 부제만 박사는 어린아이가 사춘기에 이르기까지에 제 1반항기 이외에 세 반항기가 더 있다고 주장했다. 첫째는 2세부터 4세까지의 시기이고, 제 2는 6세쯤, 제 3은 8세부터 9세 사이, 제 4는 12, 13세쯤이라고 했다.

비행뿐 아니라 자녀들의 문제 행동을 보면 이런 반항심이 많이 일어난다는 것을 알 수 있다. 다시 말하면 아이들의 정신 발달은 결코 순조롭게 되어나가는 것이 아니고 몇 가지 단계를 지나서 정리되는 것이라고 생각된다. 반항기라거나 사춘기라고 불리는 시기는 정신의 발달에 상당히 급격한 변화를 일으키는 단계에 해당되므로 그런 의미에서는 생리적으로도 위험한 시기이다. 따라서 보통 환경에서 자라난 보통 자질의 아이들이라도 한번은 반항기가 있는 것으로 이 기간 중에 전연 반항이 없는 아이는 의지에 결함이 있던가 개성이 없는 아이라고도 말할 수 있다. 다만 나면서부터 이상한 소질이 있거나 보호 환경에 여러 가지 문제가 있으면 반항이 단순한 반항으로 그치지 않고 가출 다른 비행을 저지르게 된다. 이런 경우에 적당한 처리를 하지 않으면 본격적인 비행을 하게 된다.

ⓗ 반항의 가지가지

아이들의 반항은 그 원인에 따라 여러 가지가 있다.

첫째는 사춘기 등의 정신적인 반항이다. 이것은 신체적 발달에 따라서 정서적인 불안정 상태가 일어나기 때문에 생기는 것인데 그 원인이 해결되든지 적당히 처리를 하면 없어진다. 그러나 전문 가의 도움을 받아서 처리하는 것이 좋다.

둘째는 의식적 또는 무의식적인 보복 형태로 일어나는 반항으 로서 급속한 비행으로 발전하는 것이다. 이것은 부모의 약점을 잡 아 가지고 괴롭히는 것이기 때문에 처리하기 용이치 않다. 그리고 반항의 뿌리가 깊기 때문에 치료하는 데도 시간이 걸린다.

셋째는 부모나 교사 등에게서 애정을 떠받기 위해 생기는 반항 이다. 히스테리성 성격을 가진 사람에게 많다. 언뜻 보기에는 일 부러 반항하거나 짖궂은 짓을 하는 것으로 보통 사람은 이런 때 에 성을 내고 배신당했다고 생각하여 어찌할 수 없는 아이라고 단념하기 쉽다. 그러나 이런 때에 성을 내면 아이들의 마음은 걷 잡을 수 없이 변하기 쉽다. 그러므로 사랑과 인내로써 지도하기를 게을리하지 말아야 한다.

또 한 가지 주의해야 될 것은 정신박약아들이다. 그들은 종종 보호자와 연장자들의 말을 듣지 않고 반항하는 태도를 취한다는 것이다. 그래서 보호자는 감정을 상하여 아이를 꾸짖거나 때리기 쉬운 것이다. 그러면 아이는 자극을 받아서 물건을 훔치거나 방화 를 하는 등 거칠어진다. 이런 때는 아이가 기억이 나쁜 탓으로 지 시한 것을 잊어버리거나 이해를 잘 못하기 때문에 마치 명령에 배반하여 반항하는 태도를 취하는 것처럼 보인다. 그러나 이것은 공격적 반항과는 의미가 다른 것으로서 뒤틀린 성격으로 인해서 일어나는 경우가 많다. 이것은 본인의 천성적 결함보다도 좋지 못한 환경의 영향을 받아 일어나는 경우다.

ⓘ 난폭한 아들

▶ 기질이 약한 소년의 상해사건

어느 해 6월 하순 경 고등학교 2학년인 17세된 T소년은 친구 M소년(18세), S소년(16세)과 함께 술을 마시고 거리를 가다가 역시 술이 취하여 건들거리고 있는 20세된 청년에게 시비를 걸어 구타했다. 처음에 손을 댄 사람은 T소년인데 나중에 T소년이 힘에 몰리자 다른 두 소년이 합세하여 그 청년에게 뭇매를 가한 것이었다.

그 결과로 피해자는 머리에 뇌출혈을 일으켜 죽고 말았다. 그 폭행 사건의 동기라고 할 수 있는 것은 별것이 아니었다. 청년이 다소 불량성을 띤 옷차림으로 거리를 휘젓고 다닌다 해서 역시 술에 취했던 소년들이 세 사람의 힘을 믿고 덤벼든 탓이었다.

실은 T소년은 그 전날에도 다른 세 친구와 함께 경마장 입구에서 어떤 소년에게 공갈 협박을 했었다.

이 사건을 맡은 가정법원의 조사관은 T소년에 대한 인상을 말하기를 "전혀 사납거나 성미가 급한 소년은 아니다. 오히려 나약하고 온순해 보이는 사람이다. 학교는 가고 싶지만 공부에는 전혀 흥미가 없고 무슨 일이나 자신이 없어서 친구들이 하자는 대로만 하는 의지가 약한 소년이라고 생각된다." 고 했다. 소년감별소에서 감별한 T소년은 자기 현시성 곧 거만하고 남에게 지기를 싫어하며 허영심이 많고 독선적인 경향이 많으며 폭발성, 다시 말해서 노하기를 잘하기 난폭한 행위를 할 경향이 있다고 말했다. 그러나 병적이라고 할만큼 심한 것은 아니라는 것이다.

T소년이 문제 삼을 만한 일을 처음으로 저지른 것은 고교 1학년 때의 봄인데 면허증도 없이 자동차를 운전하다 경찰에 검거되었던 것이다. 그러나 과속을 한다든지 어떤 모험 행위를 한 것이 아니라 자기 집에 있는 차를 잠깐 운전해 보려고 한 것뿐이었다.

그 다음에는 2학기 같은 반 학생을 구타한 사건이다. 그 후에 1년 상급반에 있는 불량 학생의 소개로 폭력단에 들어 있는 M소년과 상종하게 되었다. 처음 불량소년들이 사건을 벌일 때에 망을 보는 정도였지만 얼마 안되어 자신이 바로 사람들과 시비를 걸어서 폭행을 가하게 되었다.

T소년은 양친이 다 있고 집에서 경영하는 사업에는 십여 명 정도의 사용인도 있는 넉넉한 집안이었다. T소년의 출생은 순산이었고 어머니 젖이 약간 부족했지만 별로 어려움 없이 순조롭게 자라서 병 한번 앓은 적이 없었다. 다만 그 부친은 서양자로서 장사에는 능한 사람이었지만 집안 일이나 자녀의 양육 문제는 일체 어머니에게 맡겨 자기의 의견을 말하는 것은 도리어 부끄러운 일이라고 생각한 사람이었다. 어머니도 자녀의 교육에 대하여 철저한 방침을 세우고 있는 사람이 아니어서 가까이 살고 있는 오빠에게 상점에 관한 일이나 자녀 교육에 관한 일에 대하여 일일이 자문을 받았다.

T소년이 사건을 일으켜서 가정법원에 불려갔을 때에도 이 T소년의 외숙 되는 사람이 따라가서 그의 부모를 제쳐놓고 말하기 때문에 조사반은 오히려 못마땅하게 생각했던 것이다.

① 가지가지의 난폭한 행동

아이들의 난폭한 행동에는 여러 가지가 있다. 집안에서 그릇 따위를 함부로 깨는 아이들, 학교에서 자기보다 어린아이들을 귀찮게 구는 아이들, 짐승이나 새 또는 곤충 따위를 골려주거나 죽이는 것을 재미 삼아 하는 잔혹한 아이들, 건뜻하면 싸우는 아이 부모에게 난폭한 짓을 하거나 위험한 연장을 함부로 휘두르는 소년, 혼자 있을 때는 얌전한데 친구들과 함께 있으면 뽐내고 난폭한 짓을 하는 소년, 보통 때는 잘 있다가도 조금이라도 자극되는 일을 당하면 곧 흥분하여 엉뚱하게도 난폭한 짓을 하는 소년이 있다.

T소년의 경우에 있어서는 혼자 있을 때는 온순하지만 친구들과 함께 있으면 혈기를 내서 난폭한 행동을 하는 소년으로서 이런 소년은 집에서 온순하고 밖에서는 건방지게 구는 것이 특징이다. 이와 반대로 밖에서는 온순하지만 집에 돌아오면 난폭해지는 소년이 있다.

밖에서는 온순한데 집에서는 난폭한 소년은 어리광부리며 제멋대로 하는 버릇이 자라서 그렇게 되는 일이 많다. 너무 귀엽게 자라난 아이가 그렇게 되기 쉬운데 이런 아이는 다른 사람이나 부모에 대하여 적의를 품고 있지 않는 것이 특징이다. 집안 일을 주관하는 할머니에게 지나친 귀염을 받으며 자라나도 이런 소년이 되기 쉽다.

집에서는 온순하고 밖에서는 난폭한 아이는 가정의 규율이 너무 엄격하여 조그만 일에도 책망을 듣는 아이에게 비교적 많다. 다시 말하면 어른들의 억압·금지·거부를 당하는 등 불만한 심정의 결국은 난폭한 행동으로 변한다. 이런 경우에 질투·원한·

분노·적의·반항·불안 등의 격렬한 감정으로서 이것이 정서적으로 불안정한 상태에 이르렀을 때에 심한 공격과 파괴 등 난폭한 행위로 나타난다.

이러한 격렬한 감정은 부모의 편애, 부모에게 미움받는 듯한 감정, 남녀간의 경쟁 의식 등에 의하여 일어난다. T소년의 경우는 외숙의 간섭에 반발하여 소위 남성적 항의로서 폭력행위로 나온 것이다. 다시 말하면 가족을 중심으로 한 인간관계가 불건전하기 때문에 정서의 발달이 방해를 받아 불안정하게 된 정통 에너지가 공격적인 방향을 향하여 폭력으로 주위를 지배하거나 파괴함으로써 불만을 풀려고 하는 것이다.

T소년과 같이 폭행과 상해사건의 주모자는 성품이 거친 소년이라고 생각하기 쉽지만 의외로 배짱이 없어 언뜻 보면 온순한 소년이 많다. 이것은 어떤 특정한 인물과 그 인물이 가지고 있는 권위에 대하여 약하거나 열등 의식이 특히 센 경우에는 도리어 자기의 약함에 반발하여 일부러 난폭한 언동을 함으로써 자기를 굳세게 해보려는 생각에서 일어나는 것이다.

ⓚ 깡패들

깡패들과 같은 비행 집단에 속해 있는 소년들은 친구들과 함께 있을 때는 어깨를 들먹거리며 멋진 복장을 하고 으스대지만 대개는 허세를 부리는 것이고 내심의 약함을 감추거나 약점을 보충해 보려는 행동에 지나지 않는다. 그러므로 이들이 때로는 당치 않는 행동을 하는 것은 자신이 없던가 두려움을 억누르려고 함부로 날뛰는 것이 언뜻 보이에는 용감한 듯해 보이는 것이다. 이에 비하여 언제나 얌전하여 어떠한 일이 일어나더라도 표면에 나서지 않고 있으면서 뒤에서 자신을 가지고 조종하는 보스 역할을 한다.

같은 난폭한 행위에도 집단 데모 때에 폭력 행위를 한다든지 공무 집행을 방해하는 것 따위는 약간 나이가 든 청년기에 일으키기 쉽다. 사회에 대한 의문, 어떤 주의나 주장에 대한 광신적인 신봉으로 인해서 생기는 일이 많은데 그 정면에서는 많거나 적거나 권위에 대한 반항심과 정서적인 불만이 군중 심리에 의하여 발로되는 것이다.

우익이든 좌익이든 폭력을 긍정하는 사상은 사회적 의식이 눈 뜨기 시작한 때에 생기기 쉽고, 부정·멸시·학대 등에 대한 반항, 피압박감, 엄격한 정의감이 근원이 되어 목적을 위해서는 수단을 가릴 필요가 없다는 생각에서 일어난다.

사춘기에는 특히 남에게 학대를 받는 듯한 감정과 사회부정에 대하여 민감해져서 넘치는 에너지로써 압력과 부정에 대하여 대항하려고 한다. 이 경우의 반항에는 부모의 권위와 전제에 대한 반항심이 억제되고 국가와 사회에 대한 반항심으로 변하기 쉽다. 따라서 국가와 사회에 대한 반항심으로 변하기 쉽다. 따라서 국가 권력과 이에 관계된 사람들에게 공격을 가하게 되고, 외견적으로 사회 정의가 문제가 되어 있는 경우에도 잘 살펴보면 그 근원이 가까이 있는 인간관계의 장애에 있는 경우가 많다.

그밖에 비교적 지능이 높은 아이로서 육체적 또한 정신적 에너지가 넘치는데 건전하게 기회를 갖지 못했기 때문에 가장 원시적인 형태의 폭력으로 발산하려고 하는 데도 있다. 이러한 경우에는 적당한 스포츠와 예술 활동 등으로 에너지를 발산할 기회를 주면 난폭한 행동은 하지 않게 된다.

① 병적인 난폭 행위

이와 같이 부적당한 환경으로 인하여 일어나는 난폭한 행동 외에 성격과 기질 때문에 일어나는 것도 있다. 난폭한 행위에 가장 관계가 깊은 것은 간질병으로 인한 것으로서 **환경의 영향**과는 관계없이 기분이 언짢거나 약간의 자극으로 인하여 일어나는 심한 흥분, 폭발적으로 일어나는 감정발작으로 일어나는 난폭한 행동이다. 또 폭발성 정신병질적인 사람과 기분이 쉽게 변하는 정신병세가 있는 사람에게서도 이런 행위가 가끔 일어난다. 이러한 병적 소질이 있는 난폭자는 그의 뇌파 검사에 의하여 특유한 이상파가 있는 것을 보아서 인간관계의 장해가 아님을 알 수 있다.

두부의 외상과 뇌염, 뇌막염 등의 **뇌질환** 후유증 때문에 뇌에 손상이 있을 때에도 가끔 난폭한 행위가 있다. 그런데 이런 행위는 특별한 동기가 있는 것이 아니라 순간적으로 일어나는 것이 특징이다.

이외에 경망한 아이, 성미를 잘 부리는 이상한 성격을 가진 아이는 침착성이 없고, 마음대로 행동하다가 마음에 들지 않으면 난폭한 짓을 하는 일이 있다. 그러나 간질 기운이 있는 사람처럼 난폭하지는 않고 늘 말이 많고 행동이 거칠어서 폭행을 하기 쉽다는 것을 미리부터 알수 있다.

앙큼한 듯하면서도 난폭한 행동을 하는 분열병적인 성격을 가진 아이가 있다. 이런 아이는 언제나 말이 없고 언뜻 보면 얌전한 듯이 보이지만 냉정하고 충동적으로 난폭한 행동을 하면서도 양심의 가책도 느끼지 않는다.

이외에 기질이 약한 듯이 보이면서도 때로는 당치 않는 행동을 하는 신경과민한 아이가 있다. 이런 아이는 성미를 부리기 쉽고 언제나 남의 일에 마음을 써서 그것이 쌓여서 흥분상태에 **빠지게** 된다. 또 정신박약아와 같은 지능 발달이 늦은 사람, 불구자와 같은 신체적인 핸디캡이 있는 아이들이 난폭한 행동을 하는 경우가 있다. 이런 아이는 열등감이 강해서 삐뚤어지기 쉽다. 결함과 불구에 대한 콤프렉스가 강하기 때문에 그것이 강해지면 몹시 노하여 난폭한 행위를 하게 된다.

ⓜ 난폭한 아이를 지도하는 법

난폭한 행동은 폭력에 의한 공격이고 힘에 의하여 지배된다. 그런데 어른은 이에 대하여 원인은 생각하지 않고 그냥 힘으로만 억누르려고 한다. 그것은 공격에 대한 감정적 반격이지만 이것을 좋게 말해서 사랑의 채찍이라고 한다. 그러나 아이들은 어떠한 이유를 붙이던 간에 어른이 자기들을 억압하는 구실이라 생각하고 애정이 없는 것이라 생각하여 보다 더 공격적인 것이 된다.

난폭한 아이가 너무 귀엽게만 길러서 되었다고 하면 엄하게 다루는 것이 좋다고 생각하는 것은 매우 단순한 생각이다. 손바닥을 뒤집듯이 취급을 달리 하더라도 아이의 공격성은 변하지 않는다. 더구나 너무 엄격한 단속, 권위주의적 전제, 편애 등으로 인해서 생긴 공격성은 회초리로써 고치게 할 수 없다. 잘못된 인간 관계에 의하여 압박되고 뒤틀린 불만이 공격적인 형태로써 난폭한 행위로 나타나는 것이므로 이를 힘으로 누르려고 하면 점점 센 힘으로 반발하여 맹렬한 세력으로 폭발하는 것은 조금이라도 심리적 변화를 알고 있다면 깨달을 수 있다. 그러므로 사랑의 회초리라는 것은 폭력을 자행하는 아이에게 조금도 효력이 되지 못할 뿐 아니라 도리어 역효과를 내는 일이 많다.

런던대학의 정신과 주임이고 아동정신 의학의 권위자인 윌리암 무디 박사는 "흉악한 행동을 단순히 나쁜 것이라고 지나쳐 버려서는 안 된다. 무엇인가 정당한 이유가 없으면 실제로 흉악한 아이는 되지 않는다." 고 말했는데 과연 새겨들을 만한 말이다.

⑪ 늘어나는 조폭범과 만행(반다리즘)

근래에 소년 비행이 해마다 늘어나고 있는데 그중에도 눈에 뜨이는 것은 폭력적 비행으로서 폭행·상해·공갈 따위는 불과 4, 5년 사이에 4, 5배로 늘어나고 있다. 그런데 조폭범은 성적 비행 등과 함께 연령이 낮은 층의 증가율이 현저하다.

이러한 경향의 원인에 대하여 일부 학자 사이에는 청소년 사이에서 볼 수 있는 신체적 성숙의 촉진과 체위의 향상, 그리고 사회적 불안의 증가를 문제로 삼고 있다. 확실히 신체적 발육의 촉진과 체위의 증가는 조폭한 행위와 관계가 있다고 생각한다. 그러나 몸이 큰 아이라 해서 언제나 난폭한 행동을 하는 것은 아니다. 난폭한 아이들을 조사해 보면 이런 아이가 그럴 수 있을까 할만큼 빈약한 체격의 소유자도 있다. 체력과 넘치는 에너지가 폭력과 관계가 있는 것이 사실이지만 그것만으로 비행에 일어나는 것은 아니다.

또한 신체적 및 성적 성숙의 연차적 촉진 현상은 최근에 학자들 사이에 여러 면으로 연구되어 있다. 그 원인으로 생각할 수 있는 주요한 것은 영양 생활의 개선, 생활상태의 변화, 도시화의 현상, 이에 따르는 자극의 증가, 정신적 억압의 저하 등이다. 이러한 현상은 비행의 증가와 깊은 관계가 있다. 따라서 신체적, 성적 성숙의 촉진 현상은 비행의 증가와 상당히 밀접한 관계가 있는 것이 사실이지만 그것만으로 조폭범의 증가의 설명을 다했다고 말할 수 없다. 최근 독일 크렛치멜 교수의 연구에 의하면 사춘기에 발달되는 불균형과 비동시성이 우울 증가와 비행의 중요한 생물학적 원인으로 일어난다고 했는데 그것은 매우 중요한 발견이라 할 수 있다.

반다리즘의 또 다른 원인으로 생각하는 것은 청소년의 정신적 불안이다. 그 때문에 히스테릭한 모양으로 어른들의 주의를 끌려고 하여 특히 난폭한 행동을 하는 것이라는 것이다. 이 불안은 무엇보다도 어른의 마음의 세계의 반영으로서 지나치게 급속히 나가는 기계문명과 정신 생활의 빈곤, 전쟁 그리고 이것들에 의한 세계의 파멸에 대한 공포 등의 불안이 잠재적으로 쌓이어 이것이 아이들의 마음에 반영되어 절망적 비행이 되어 나타나는 것이다. 그렇다고 보면 연소자들 사이에 조폭범이 늘어나는 것은 세계적으로 공통된 현상이라 할 수 있다.

6. 학교에 가기 싫어하는 아이

ⓐ 범죄의 유치원

만 6세가 되면 학교에 들어간다. 아이들은 대개 학교에 가는 것을 좋아하지만 학교에 가기를 싫어하는 아이들이 있다. 학교에 가기 싫은데 마지못해 가는 경우에는 문제가 없지만 학교에 가는 체하면서도 실상은 학교에 가지 않는 아이, 정당한 이유가 없는데도 학교에 가지 않으려고 하는 아이가 있다. 학교에 가는 것은 의무로 되어 있는 이상 이런 행위는 비행과 문제 행위라고 하지 않을 수 없다.

이런 행동을 힐리 박사는 범죄의 유치원이라고 하는 바와 같이 가출, 불량교우, 절도, 불순 이성교제 등의 비행과 밀접한 관계가 있는데 범죄자의 비행 소년에게서 흔히 볼 수 있다.

크루크 부처의 조사에 의하면 500명의 비행소년 중에서 하는 일없이 돌아다니는 아이가 32%, 계속적으로 공부를 게을리 하는 자가 63%로서 합치면 95%가 된다. 이에 대하여 공부를 열심히 하지 않는 소년으로서 비행을 하지 않는 전부가 11%에 지나지 않는다. 소년원에 있는 소년들을 조사해 보더라도 약 반수는 건들건들 놀던 아이들이었다.

그러면 어째서 아이들이 학교에 가기 싫어할까? 그 원인은 국민학생, 중학생, 고교생 곧 성장의 단계에 따라서 다르지만 정신적 발달의 차가 있는 외에 학교에 다닌다는 의의에 대하여 부모의 생각하는 것과 자녀가 받아들이는 태도의 차이에 따라서 일어나는 것이다.

▶ **질병에 의한 도피적인 태학(怠學)**

학교에 가기 싫어하는 아이는 나쁜 아이라고 흔히 생각하기 쉽다. 그러나 학교에 가지 않는다든가 가기 싫어하는 이유 중에는 부득이한 사정도 있는 것인데 부모나 교사는 그것을 알지 못하는 경우가 적지 않다. 그러므로 무리하게 학교에 가라고 강요함으로써 더욱 학교에 가기 싫어하게 된다.

C군은 현재 고등학교 2학년인데 고교에 입학하던 해 7월부터 휴학하여 벌써 10개월이나 되었는데도 학교에 가려고 하지 않는다. 이 아이는 대개 점심때까지 자고 낮에는 제 방에 틀어박혀 있지만 밤이 되면 외출한다. 물론 공부는 전혀 않는다. 학교가 쉬는 날이면 기분이 좋은 모양이지만 휴일이 지나면 노는 것이 마음에 걸리는 듯 얼굴빛이 나쁘다. 그러더니 요새 와서는 외출이 잦고 친구 집이나 다방에 가서 늦도록 지낸다.

C군이 이렇게 된 것은 초등학교 3학년 때이다. 아침밥을 먹을 때 자주 기침이 나서 괴로워하다가 할 수 없이 학교를 쉬게 했다. 독자여서 할머니에게 귀염을 받기 때문에 더욱 학교를 쉬는 날이 많게 되어 1년간에 50일이나 결석했다.

그 이후 몸이 조금만 불편해도 결석을 했는데 중학 2년 때부터 다행히 기침이 없어졌다. 그러나 감기 기운이 있다, 열이 난다, 배가 아프다 하여 가끔 학교에 가지 않았다. 초등학교 때는 해소병이 있다 하여 부모가 자주 쉬게 하고 학교에서는 체조 시간이나 수영 시간에는 쉬게 해주었다.

그런데 한번은 체조시간에 C군의 사정을 모르는 체조교사가 수영을 하라고 명령했다. C군이 수영을 할 수 없다고 했더니 왜냐고 해서 해소병 때문이라고 대답했다. 이때 다른 학생들이 와 하고 웃었다. C군은 수영시간은 초등학교 때부터 면제되었으니까 으레 그러려니 했는데 이런 일을 당하고 상당한 심적 타격을 받게 되었다.

천식이란 것은 신체적 질환인 동시에 심리적으로도 상당한 영향을 끼치는 것이다. 불유쾌한 경우를 당했을 때에 이런 병에 걸리면 주위 사람들도 하는 수 없다 하여 사정을 보아주는 것이다. C군에게 있어서는 처음에 기침병이 생겼을 때 부모들도 할 수 없다 하여 학교에 안 가는 것도 내버려두고 지나치게 위해 주기만 했기 때문에 나중에는 제멋대로 하게 된 것이다.

그런 그가 고교생이 되자 공부하는 것이 부담이 되고 주위 사람들과 접촉하는 일까지 부담스러운 중인데 체조시간 사건이 일어나자 그것이 계기가 되어 등교할 생각을 않게 되었다.

지나친 보호가 소년에게 병적이며 도피적인 인물로 만들고 어려운 문제에 부딪칠 때에는 병을 구실로 삼아 문제 해결을 회피하는 경향이 많아 결국은 등교하기를 싫어하는 심리적 원인이 되었다.

② 부모의 지나친 기대 때문에 태학함

중학 3학년인 A군은 좋은 고등학교에 입학하기 위하여 중학 2학년까지는 열심히 공부했는데 3학년이 되면서부터는 웬일인지 학교에 가기 싫다고 가지 않는 것이었다. 그리고 날마다 영화를 보거나 다방에 들어가는 것으로 날을 보냈다. 그러기 위해서 어머니에게 돈을 달라고 조르고 안 주면 난폭한 짓을 하고 누이의 저금통을 열고 돈을 꺼내며 집에 있는 책을 가져다가 팔기도 했다.

어머니는 그 원인에 대해서 "아들의 태도가 갑자기 변한데 대해서는 이유가 나에게 있는지도 모른다. 내가 그 애에 대한 태도가 달라졌기 때문이다. 그것은 내가 꾸짖지 않는 교육이라는 책을 읽고 반성했다. 아들에게 이렇게 하라 저렇게 하라 한 것이 잘못이 아닌가 하는 생각이 들어서 제가 하는 대로 버려 두었더니 갑자기 제멋대로 하게 되었다."고 말했다.

A군의 아버지는 지방 대학을 나온 기술자로서 결혼할 때의 이상은 평화스럽고 조용한 가정을 이루는 것이었다. 현재는 비록 작지만 공장을 경영하여 비교적 부유한 편이다.

그런데 어머니는 노력형이며 부지런한 사람으로 집안 살림과 자녀 교육에 적극적으로 힘쓰는 여자이다. A군이 고등학교에 들어가면서부터는 자기 자신도 대학 야간부에 들어가서 졸업하였고 영어반에도 다녀 상당한 어학 실력도 쌓게 되었다.

이런 적극성을 가진 여자인지라 결혼한 후부터 소극적인 남편에 대하여 늘 불만이 있었다. 그래서 남편에게 공장 일이 끝난 다음에 바로 집으로 돌아오지 말고 연구실에 남아서 연구를 해서 학위를 받아 대학 교수라도 될 꿈을 가져 보라고 늘 말했다.

그러면서 남편이 대학교수가 못되는 바에야 아들이라도 잘 가르쳐서 자기의 꿈을 실현해 보겠다는 생각이 들었다. 그래서 A군이 학교에 가게 되면서부터 자기도 대학에 입학하면서 "너의 아버지도 대학을 나왔고 나도 대학에 다니고 있으니 너도 일류 고등학교를 졸업하고 일류 대학에 들어가야 된다."고 했다.

한번은 어머니가 A군을 데리고 상담소로 가서 『이 아이가 50명의 반에서 22번째가 되었어요. 이런 성적으로는 좋은 고등학교에 못 들어갈 것은 말할 것도 없고 머리가 어떻게 되었는지도 모르겠어요. 그래서 좀 진단해 주십사고 왔습니다."고 했다.

그해 7월에 학교에서 행한 모의시험에서는 400명중에 63등으로 우수하다고는 할 수 없지만 보통보다는 나은 편이었다. 이 때에 A군은 어머니에게 "나는 어머니가 말씀하시는 것처럼 바보는 아니예요."라고 했었다.

　A군은 어릴 때도 말썽을 부리는 아이가 아니었다. 유치원에서는 아이들에게 성가심을 당하고 초등학교 때에는 친구를 사귀기 위하여 무엇을 주기도 하고 의식적으로 쾌활한 체하여 친구들의 인기를 얻으려 했다. 자기 가족에 대해서는 의지와 감정을 구체적으로 표현하지 못하는 약점이 있어서 고등학교 3학년으로서는 사치성이 미숙했다. 말하자면 A군의 지능소질은 고교생으로서 별로 부족한 점이 없지만 사회성의 발달에 지장이 있어서 문제를 일으켰던 것이다. 그것은 어머니의 기대가 너무 컸기 때문에 정신적으로 과중한 압력을 받아 자신을 잃어버리고 결국은 반항심이 생기어 학교에서도 가지 않으려고 했던 것이다.

7. 발달이 더디어서 공부를 게을리 하는 아이

H양은 초등학교 6학년 때 6월쯤부터 이렇다 할 이유도 없이 가끔 학교에 가기가 싫어했다. 어머니가 책망하면 "내가 하는 대로 좀 내버려두세요."하고는 밖으로 나가 돌아오지 않았다. 밤에도 돌아오지 않아서 찾아보면 가까운 집이나 친척집에 있는 것을 데리고 오곤 했다.

7월이 되어 H양이 학교를 자주 안 가는 이유를 알게 되었다. 어떤날 앞에 앉은 남자 아이가 의자 밑으로 발을 내밀어 H양의 발을 건드리며 "여자의 발은 따뜻해"하고 놀리었다. 이때 H양은 크게 부끄러움을 느끼고 학교에 가기를 싫어하게 되었다.

H양은 매일 아침 아버지가 출근하기 전까지는 학교에 가는 준비에 서두는 척하지만 아버지가 출근한 다음에는 어물어물하고 학교에 가지 않는다. 어머니가 나무라면 방에서 나오지도 않는다. H양의 그 아우는 부지런히 준비하여 학교에 간다. 그래서 어머니가 H양을 재촉하면 H양은 그것을 기다리고나 있었던 듯이 어머니 말에 말대답을 하여 결국 등교 시간이 자나게 한다.

학교 담임 선생의 말에 의하면 "학교에서는 상당히 명랑하여 친구들과 잘 어울려 놀기도 하며 수업중에도 열심으로 선생의 말을 듣고 무엇을 물으면 손도 잘 든다. 그러나 막상 대답하라고 지명을 하거나 무엇을 주의시키면 얼굴이 빨개져서 당황해하기 때문에 선생의 입장이 도리어 난처하게 된다."는 것이다.

H양은 남학생과 접촉하는 것을 꺼려 하기 때문에 학교에 가기를 싫어한 것이다. 하지만 실상 그것은 구실에 불과했다. 여러 가

지 사정을 종합해서 검토한 결과 H양은 이성과의 교제를 시작하는 발달 단계에 있어서 그것을 충분히 소화시킬 만큼 발달되어 있지 않았기 때문에 늘 어머니에게 응석을 부리는 버릇이 생기어 학교에도 가기 싫어하게 된 것이다.

초등학교 5년 경부터 생기는 이성 의식과 부모로부터의 정신적 젖을 떼는 시기를 어떻게 처리하느냐가 이 경우의 문제이다.

ⓐ 여러 가지 원인

아이들이 학교에 가기 싫어하는 원인에는 이상에서 말한 것 외에도 여러 가지 경우가 있다. 지능 정도가 낮아서 다른 학생을 따라 가지 못하는 아이는 선생님이 가르치는 것이 이해되지 않고 혹 무엇을 묻기라도 하면 대답 못하는 것을 부끄러워한다. 이런 아이가 학교에 가기 싫어하는 것은 당연한 일이다. 신체적으로 결함이 있는 아이도 역시 그렇다.

어떤 아이들은 학교에 가는 것을 싫어하는 게 아니라 집 떠나기를 싫어한다. 가령 아직 학교에 가지 않은 손아래 동생들이 있다면 그는 자기가 학교에 가고 없으면 어머니의 사랑을 독차지하리라는 생각에 집 떠나기를 싫어하는 것이다.

또 부모에게 이혼문제나 삼각 관계가 있어서 자기가 학교에 간 사이에 어머니가 없어지면 어쩌나 하는 염려로 학교에 안 가는 경우도 있다.

그밖에 예습이나 숙제를 하지 않아서 선생님에게 꾸중을 들을 것이 겁이 나서 안 간다든가 급우들에게 시달리는 것이 싫다든가 지각을 해서 꾸중을 듣기 싫다든가 또는 전학을 해서 학교 생활에 적응되지 못할 때 학교에 가지 않으려고 하기 쉽다.

일반적으로 초등학교 때 학교 가기 싫어하는 것은 어머니와 떨어지기 싫어하거나 손아래 아우들에 대한 경쟁의식 때문이고 중학생은 학교생활에 적응하지 못하거나 공연히 학교에 가지 않는 다든지 좋지 못한 아이들을 사귄 탓, 또는 교사에 대한 불만이 원인이 되기 쉬우며 고교 시절에는 학교생활과 대학 진학에 대한 의문이 생기고 부모의 요구와 기대에 대한 반발로 인하여 학교에 가기 싫어하게 되며 또 부모의 감독에서 벗어나려는 청년기의 독립심에서 달리 적당한 취직처를 구해 보려는 생각에서 학교에 가기 싫어하게 된다.

대체로 급성과 만성 두 가지 원인으로 나눌 수 있다. 급성은 불안과 공포가 원인으로 교사, 급우 또는 학교에 대한 일시적인 공포심에서 일어나므로 그 원인만 해소하면 학교에 가게 된다. 만성인 것은 비교적 오래 끄는 것으로 주로 부모와의 관계가 원만치 못한 경우에 일어난다. 이 만성적인 원인으로 인하여 비행이 생기기 쉽고 불량교우 가출, 부당생활로 발전된다.

ⓑ 아이들의 지도법

학교에 가기 싫어하는 아이들은 원인에 따라서 지도법이 다르다.

① 해소병, 위장장해 등의 정신적 또는 신체적 질환이 있는 아이들은 정신의학의 전문의에게 보일 필요가 있다. 지나치게 귀히 여기거나 감싸주려고 하지 말아야 한다.

② 자녀들은 고르게 귀여워할 것이다.

③ 진학할 능력을 잘 살펴서 지나친 기대와 요구를 하지 말아야 한다.

④ 부모와 자녀와의 관계를 잘 조정하도록 한다.

⑤ 학교의 협력을 구하여 교우관계, 그룹 활동을 바르게 지도하

도록 한다.

⑥ 경우에 따라서는 전학시킬 필요도 있겠지만 그런 경우에는 본인의 의사를 존중하고 시기의 선택을 신중히 할 것이다.

⑦ 학교에 가지 않으려는 아이에 대하여 처음부터 제멋대로 하려고 한다든가 공연히 놀려고만 한다는 생각으로 덮어놓고 꾸짖어서는 안된다. 전문가의 의견도 들어보고 교사와 학교 측과 상의하여 문제를 해결하도록 힘쓸 것이다.

⑧ 열성이 있는 교사는 자기가 담임한 학생의 출석 상태가 불량할 때에 지나치게 책임을 느끼는 경우가 적지 않다. 자녀에 대한 정서 교육은 가족관계와 밀접한 것이므로 책임과 지도성에는 자연 한계가 있는 것이다. 이것은 교사 뿐 아니다. 부모도 분명히 인식하고 있어야 한다. 부모와 교사는 각기 자기들의 책임과 역할을 바르게 이행하기 위해서라도 제삼자의 입장에 있는 전문가의 조언 내지는 지도가 필요하다.

IV

마음대로 되지 않는 아이 문제

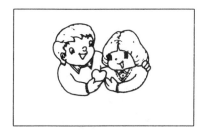

1. 참다운 교육

오늘의 부모들은 자녀교육에 매우 열심이다. 비록 생활에 어려움을 당하면서도 자녀교육은 기어코 시켜야 된다고 생각한다. 그런데 때로는 잘못된 방향으로 흐르기도 한다. 중고등학교나 대학에서의 교육만을 교육이라 생각한다. 그래서 고등학교나 대학을 나와야만 교육받은 사람이라고 말한다. 그러나 대학이 아니라 학박사가 되었다 하더라도 그가 파렴치한 죄를 범하여 교도소 생활이나 하는 신세라면 과연 참다운 교육을 받은 사람이라고 할 수 있을까.

자녀를 상급 학교에만 보내면 으레 잘 교육시켜 주려니 생각하는 무모가 너무도 많다. 무슨 짓을 해서든지 자식을 대학으로보내야 된다고 생각한다.

이렇게 되고 보니 학교는 학교대로 그 근본 의의를 상실하게 된다. 진정한 교육 곧 인격함양에 대하여 책임감이 소홀해지는 것이다.

학교들은 학과를 가르치는 점에 있어서는 그 기술이 날로 발달한다. 아주 요령 있는 교수법을 써서 학생들에게 지식을 주입시켜 준다.

덴마크의 국민 고등학교 창시자인 그룬트비히는 "가르칠 때 교과서를 사용하는 교육은 가장 졸렬한 교육이라"고 말했다. 그런데 오늘날의 학교는 어떠한가? 그의 말대로라면 가장 졸렬한 교육방법을 쓰고 있는 것이다. 미국의 대사상가 에머슨은 "학교에서 배운 것은 다 잊어버려도 좋다. 마음 밑바닥에 남아 있는 것이 참다운 교육이다"라고 말했다.

먼저 사람을 만드는 것이 급선무다. 지식을 넣어주는 것도 중요하지만 그 지식을 바르게 활용하는 인물을 만드는 것이 더 중요하다. 지식만 주고 인물을 만드는데 게을리 한 교육은 대학을 나온 수재가 교도소에 가는 결과를 가져오기 쉽다. 그러므로 인격 양성을 못하는 교육은 국가 사회에 놀라운 해독을 끼치는 것이다. 칼을 날카롭게 갈기보다도 그 칼을 지혜롭게 쓸 사람을 만들어야 한다. 오늘의 학교는 칼을 가는 방법만 가르치고 그 칼을 유용하게 사용하는 방법을 제대로 가르치지 못하고 있다. 칼을 장차 어떻게 쓸는지 옆에서 보는 사람들은 마음을 조이고 있는 형편이다.

ⓐ 수험 때만 열심인 부모

앞에서 말한 바와 같이 오늘의 학교 교육은 지식 전달에 치중하고 인격함양에 등한시하는 것이 사실이다. 그러므로 부모들은 특히 자녀들의 인격 함양에 힘쓰지 않으면 안 된다.

대개 부모들은 자녀들의 입학시험 같은데 대해서는 침식을 잊다시피 열성이면서도 인격 문제에 대하여는 소홀히 한다. 그리고 일단 합격만 되면 모든 일이 다 해결된 것처럼 생각하며 아이들의 뒤나 잘 봐주면 부모로서의 의무를 다한 것으로 생각하기 쉽다. 자녀의 인격 함양에 가장 중요한 시기를 그저 학교에 맡겨 버리고 마는 것은 잘못된 일이다.

ⓑ 참다운 가정교육이란 무엇인가

교육의 이상은 교사의 지성으로써 학생의 지성을 환기시키는 것이다. 이것은 부모와 자녀간에도 같은 것이다. 가르치는 사람과 가르침을 받는 사람 사이에서 지성의 교환이 없으면 진정한 교육이라고 말할 수 없다. 곧 부모의 지성으로 자녀의 지성을 환기시키는 것이 참다운 가정 교육이다. 매일 아침 일정한 시간에 일어나서 복습이나 숙제를 하고 예습을 하도록 하는 것만이 가정교육이 아니다. 식사를 하는 것, 청소하는 것, 그밖에 일거일동에 있어서 부모가 지성으로 지도하고 가르치는 것이 가정교육이다. 이것이 바로 부모의 참된 마음이라고도 할 수 있다.

ⓒ 엷어져가는 부모의 마음

요사이 혹 자녀가 성적이 나쁘면 생활이 약간 여유가 있는 사람이면 우선 가정교사를 생각한다. 가정교사만큼은 가르칠 학식과 경험도 있으면서 다른 사람에게 자녀교육을 의탁하는 것이다. 자녀의 성적이 나쁘다면 부모는 그 원인을 검토하고 자기들의 교육방법을 다시 생각하여 개선할 방도를 강구해야 될 것이다. 가정교사를 두는 것이 전적으로 나쁘다는 것은 아니지만 부모들은 좀더 깊은 관심을 가져야 되겠다.

ⓓ 기회를 포착하자

가령 자녀가 병에 걸렸다고 하자. 우선 병원에 가려고 하는 부모가 많다. 그러나 병원에 가기 전에 좀더 부모로서 할 일이 있을 것이다. 섭생이나 음식이나 또 애정어린 보호가 필요할 것이다. 어떤 부모는 병원에서 환자인 자녀의 이마에 물수건이나 빙낭을 얹어주는 일까지 간호원에게 맡겨 버린다. 자녀들이 병들었을 때야 말로 부모의 참 사랑을 보여줄 절호의 기회이다. 그것을 놓쳐서는 안된다. 자녀에 대해서는 부모 특히 어머니의 사랑스러운 손

길이 가장 귀한 것이다. 다시 말하면 어머니보다 더 훌륭한 의사
는 없는 것이다.

ⓔ 옷 한 가지라도

"어머니 내의가 다 떨어졌어요."

"그래, 돈 줄 테니 네 마음대로 사려무나."

이것이 오늘날 어머니들의 태도가 아닐까? 어머니가 손수 만들
어 주면 좋겠지만 그렇게는 못하더라도 자녀를 데리고 나가서 사
줄 만한 마음이 아쉽다.

어버이의 마음은 돈으로도 바꿀 수 없는 것이다. 이것을 자녀의
마음 속에 철저히 넣어주어야 한다.

가령 자녀가 소풍을 가는데 도시락을 싸주지 않고 돈을 넉넉히
주면서 '무엇이든지 먹고 싶은 대로 사서 먹으라'고 했다 하자, 그
러나 어머니가 그날 따라 일찍 일어나서 자녀가 평소에 좋아하는
반찬을 마련하여 정성을 들여서 도시락을 싸서 준다면 얼마나 좋
을까. 아무리 편하고 돈만 있으면 되는 세상이라 하더라도 부모의
애정을 돈으로 바꿀 순 없는 것이다.

ⓕ 자녀에게 쏟는 부모의 지성

일본의 유명한 교육자 한 분이 구미 여행을 하던 중 런던의 어
느 음료회사 사장 집에 초대를 받아 갔었다. 사장 부처와 그 아들
부부 그리고 네 살쯤 된 어린 아이와 함께 만찬을 들게 되었다.
그 옆에 4살짜리 아이가 앉아 있었다. 그런데 그 어린 아이가 어
쩌다가 나프킨을 떨어뜨리고 아! 하고 울었다.

그는 무심코 냅킨을 집어 올리려고 했다. 그러니까 젊은 그의

어머니가 가로막으며,

"그냥 두세요. 제가 떨어뜨렸으니까 제가 집어올리게 내버려두십시오."했다.

그 손님은 여간 부끄럽지 않았다. 교육자인 그가 젊은 여자에게 무안을 당한 것이었다. 한편 그는 감복했다. 외국의 귀한 손님을 맞이한 정중해야 될 식탁에서도 자기 아들의 교육에 해롭다고 생각될 때는 조금도 개념치 않고 제지하는 것이다. 여기서 우리는 어떠한 경우든 자녀 교육에 최선을 다하는 본을 볼 수 있다.

2. 무엇을 가르쳐야 할까?

▶ 소제와 사랑의 사도

지금으로부터 약 100년전 일이다. 미국 함프톤에 흑인 노예를 위한 중학교가 창설되었다. 당시 노예는 인간의 얼굴을 가진 동물과 다름없이 다루어지다가 남북전쟁 결과로 겨우 인간 대우를 받기 시작한 때였으므로 흑인 자제들이 물 밀 듯이 몰려들었다.

당시 14, 5세 된 흑인 소년 하나가 수백 리 밖에서 이 중학에 입학하려고 함프톤으로 왔었다. 그런데 입학시험 결과 낙제였다. 고향에 돌아가려니 노자도 변변히 갖지 못했다.

그는 학교 복도에 서서 어쩌면 좋을까 생각하고 있었다. 이때 한 여선생이 지나가다가 보고 친절하게 그 이유를 물었다. 그는 시험에 낙제하게 된 사실을 말했다. 그 여선생은 그를 불쌍히 생각하여 사환 자리라도 얻어 주려고 생각했다. 그래서 우선 교실을 소제해 보라고 말했다.

이 소년은 아주 열심으로 청소를 훌륭하게 했다. 그것을 지켜본 여선생은 하얀 손수건으로 책상을 문질러 보았지만 먼지 하나 묻지 않았다. 여선생은 너무도 감탄하여 교장선생에게 그 사실을 보고했다.

결국 그 소년은 그 학교의 사환으로 채용되고 2년 후에는 그 학교에 입학하여 우등생으로 졸업하고, 후에 아라마바에 흑인 사범학교가 창설되자 그 학교의 교장으로 추천을 받았다. 후년에 그는 1,500만의 미국 흑인들에게 구세의 큰 은인으로 숭배받는 위대한 사랑의 사도 부커티 워싱턴이 된 것이다. 그는 교실 청소를 지성껏 한 일로 인하여 후에 위대한 인물이 된 것이다.

성심 성의를 다하는 사람, 능금이 떨어지는 것을 보고 인력의 법칙을 발견한 뉴톤이라든지 끓는 물주전자의 뚜껑이 흔들리는 것을 보고 증기 기관을 발명한 제임스 와트의 이야기는 우리가 잘 아는 사실이다.

능금이 땅에 떨어지는 것을 본 사람은 뉴톤 이외에도 수없이 많이 있었고 끓는 물주전자를 본 사람도 역시 그렇다. 그런데 뉴톤이나 제임스 와트는 그 예사로운 일을 지나쳐 보지 않고 성심 성의를 다하여 꾸준히 연구하여 위대한 발견 발명을 하였던 것이다.

ⓐ 일에는 귀천이 없다

세상의 모든 것은 쓸데 없다거나 천한 일이란 없는 것이다. 다만 그 일을 하는 사람에 달렸다. 쓰레기를 치는 일이라도 정성스럽게 하면 아주 귀한 일이 되고 비록 나라를 다스리는 정치하는 일이라도 종사하는 사람이 성실한 마음을 가지고 하지 않는다면 그 정치는 망치고 마는 것이다.

일에는 귀천이 없다. 그 일을 하는 사람의 정신에 따라 귀하게도 되고 천한게도 된다.

ⓑ 가정교육은 어디에 있는가

어떤 유명한 교육가에게 대학 출신 청년들이 취직 부탁을 하러 오면 그는 그 청년들에게 손님에게 차대접을 할 줄 아느냐고 묻는다. 청년중에 "예 할 수 있습니다" 하고 확신을 가지고 대답하는 사람은 별로 없고, "아직 그런 일을 해본 적은 없읍니다마는 하면 할 수 있을 것입니다."하고 말하는 청년도 그리 많지 않다는 것이다. 정치가 어떠니 경제가 어떠니 하고 큰 소리는 칠 줄 알지만 차대접할 줄은 모르는 것이라고 말하면 그만이다. 그러나 누구나 가정에서 손님에게 차대접하는 것쯤은 익혀 두어야 할 것이다.

자녀에게 중요한 예의범절이나 훌륭한 책을 읽게 하는 것은 중요한 일이지만 차를 끓이거나 걸레를 빨아서 마루를 닦는 법도 가르쳐 주어야 한다. 사소한 일에 정성을 들이지 못하는 사람이 큰일에 능할 수가 없다. 학교에서 청소라도 자주 시키면 공부나 가르치지 왜 천한 일만 시키느냐고 항의하는 학부형이 있다. 이런 부모 밑에 자라나는 아이는 실상 불쌍한 아이들이라 하겠다. 이런 아이는 후에 훌륭한 일꾼이 될 훈련을 받지 못하고 있는 것이다.

ⓒ 작은 일에도 충실한 사람

일본의 한 교육가가 영국에 갔다가 런던 어느 가정에서 유숙하고 있는데 그의 제자 하나가 런던에서 가까이 있는 브라이튼 대학에 재학하고 있어 그를 방문할 생각으로 아침 식사 중에 그 뜻을 주인에게 말했다. 그 집 주부는 60여 세의 부인이었는데 그는 브라이튼시에 대하여 여러 가지로 들려주었다. 주부의 조카가 되는 청년도 옆에서 조언했다. 그런데 그곳의 인구에 대하여 두 사람의 의견이 달라서 서로 토론이 시작되었다. 주부는 4만이라 하고 청년은 3만이라 하는 것이었다. 그런데 일본인 교육가로서는 그 곳 인구가 3만이든 4만이든 큰 문제가 되지 않기 때문에 그저 두 사람의 말을 듣고만 있었다. 그런데 두 사람의 시비는 점점 더 격해져서 결국 늙은 주부가 일어나서 최근의 연감을 가지고 와서 살펴 보았다. 두 사람은 결국 큰 소리로 웃으면서 "두사람의 말이다 틀렸군요. 브라이튼의 인구는 3만 8천이군요"라고 손님에게 가르쳐 주었다. 지나가는 좌담에서도 적당히 말해 버리지 않고 가정에 연감이나 백과사전을 비치해 두고 바른 지식에 근거한 생활을 하는 영국인들을 보고 그는 감탄했다고 한다.

다음 날 그 일본인 교육자는 브라이튼으로 가서 기숙사에 있는 제자를 방문하여 사감선생 부부와 함께 좌담을 하고 있었다. 이야기를 하는 중에 제자되는 사람이 '저어마니'라고 해야 할 것을 저어만니라고 일러주는 것을 보고 그것을 바로 잡아주더라는 것이었다. 그는 또 한번 영국인의 교육태도를 감탄하였다는 것이다.

부모들은 가정에서 자녀들을 교육할 때에 이와 같은 영국인들의 교육 태도를 본받을 필요가 있다고 생각한다.

어머니들은 흔히

"내가 무얼 알아야지. 저의 아버지가 알아서 하시지요."

한다.

이것은 마치

"나는 어머니가 아니예요"

하는 것과 다름 없다. 고래로 유명한 학자와 영웅을 길러낸 어머니들은 반드시 학식이 많은 사람들이 아니었다. 단지 자녀에 대하여 지성으로 모든 점을 가르치고 인도한 분들이었다.

3. 실행력 있는 사람

ⓐ 옆으로 가는 게

어떤 유명한 정치가가 한 교육가를 만나 술을 권했다. 이때 교육가는

"나는 젊었을 때에 술을 마셨지만 학교 교사가 되기로 결심하고는 술을 끊었습니다."

하고 점잖게 사양했다. 그 정치가는

"학교의 선생님으로서 금주하는 것은 매우 좋은 일이지요. 우리들 정치가도 선생의 본을 받아야 할 터인데 부끄럽군요."

정치가는 미안한 태도로 말했다 한다. 사회를 밝게 하는데 학생을 교육하는 교육자가 모범이 되어야 하겠지만 군인도 정치가도 학자 누구나를 물론하고 협력해야 된다. 특히 부모는 자녀들에게 모범이 되어야 한다. 새끼게가 옆으로 가는 것을 보고 어미게가 '얘 그렇게 옆으로 기면 보기 흉하지 않니. 똑바로 가려무나'하고 이르지만 어미게 자신이 옆으로 가고 있는 한 웃음거리밖에 안된다. 말로만 아무리 좋은 소리를 해도 소용이 없다. 실행함으로써 본을 보여 실행력이 있는 자녀로 만들어야 한다.

ⓑ 일하면서 책을 읽게 하는 교육

밤이나 낮이나 열심히 책을 읽는 것은 물론 바람직한 일이다. 그러나 배운 것을 실행하도록 해야 한다. 현대 교육의 최대 결함은 머리의 교육과 손의 교육을 따로따로 하고 있는 점이다. 그래

서 생각하는 사람은 행하지를 못하고 행하는 사람은 생각을 못한다. 생각하며 옳다고 여기는 것을 그대로 실천하는 교육이라야 참다운 교육이라 할 수 있다.

ⓒ 근로를 중하게 여기는 교육

근래에 이르러 다소 달라지기는 했지만 공부하며 고된 일을 하도록 시키는 것은 좋은 교육이다. 물긷기, 청소하기, 밭매기, 변소소제 등 무슨 일이든지 다 할 수 있는 사람으로 만들어야 한다. 부지런한 사람에게 실패는 있을 수 없다. 자녀를 성공하는 사람으로 만들려면 무엇보다도 부지런히 일하는 사람으로 길러야 한다.

▶ 얼치기 인간은 만들지 말자

어떤 회사에서 여고 출신 사환을 채용했다. 구공탄을 난로에 갈아넣게 했다. 사환 아이는 쩔쩔매는 것이었다. 그것을 본 과장이 말했다.

"왜 그러고 있는가. 구공탄을 갈아 넣으라지 않았나?"

"구공탄 넣는 일을 해보지 않았어요."

"연소의 원리는 학교에서 배웠겠지?"

"예, 열을 가하며 산소를 공급하면 잘 탄다고 배웠지요."

이것이 오늘날 교육의 단면이라고 할 수 있다. 이론은 가르치지만 그 응용법을 가르치지 않는다. 아무리 연소의 원리를 잘 안다하더라도 구공탄 하나 갈아넣지 못하는 교육은 중간치기 반편 교육이다. 이것이 바로 반편 인간이 아니고 무엇이겠는가.

ⓓ 지혜로 일하게 하라

비록 학교에서 실행을 장려 하더라도 가정이 보조를 맞춰 주지 않으면 안된다. 학교에서(재봉도 실습하고 가사 실습도 하는데 집에서는 주부나 식모에게만 시켜서는 안된다. 학교에서는 모범생 구실을 하면서 집에 와서는 걸레 하나, 비 하나 들지 않는 자녀는 이중인격자밖에는 안된다. 집에서는 언제나 그에 알맞는 일을 시켜야 한다. 저 자신의 일은 다 자신이 하도록 할 것이다.

그러나 하는대로 내버려 두어서는 안된다. 잘하고 빨리하는 방법을 친절하게 가르쳐주어야 한다. 또 하나 주의할 것은 부모가 할 일을 자녀에게 시켜서는 안된다. 저희들이 자진해서 하면 좋은 일이지만 당연히 어머니와 아버지가 할 일을 자녀에게 시키는 것은 좋지 못한 근성을 만들기 쉽다. 근로 교육은 부모들이 근로를 사랑함으로써 비로소 가능한 것이다.

또 한 가지 주의할 것은 가정에서 자녀에게 너무 많은 일을 시키지 않는 것이다. 구두를 닦아라, 양복을 잘 개키어라, 마루를 쓸어라, 뜰에 물을 뿌려라 하며 쉴 사이 없이 계속하여 일을 시키는 것은 결국 자녀로 하여금 근로를 싫어하게 만드는 것이다.

한국 학생들이 외국에 유학하여 박사 학위를 받는 사람이 많은 것은 반가운 일이다. 외국인들보다 머리가 좋다는 평도 듣는다. 그러나 여기에서 생각할 점이 없지 않다. 기왕에 외국 유학까지 하게 되었으니 박사 학위라도 받아 가지고 금의환향해야 되겠다는 생각이 앞서서 그야말로 공부벌레가 되어 침식을 잊다시피하며 공부한다. 오직 학위논문 작성에 전력을 기울인다. 그러자니 정상적인 생활을 못하게 된다. 운동, 소풍, 취미생활, 교제생활 등은 잊어버리다시피하고 오직 공부에만 열중한다. 결국은 몸이 약하게 되기 쉽다. 꿍생원이 되어버리기 쉽다. 논문작성에만 힘쓰다 보니 활용성 있는 지식은 습득하지 못하기 쉽다. 그렇게 되면 모처럼 귀국해서도 활발한 활동을 하지 못한다. 전공한 지식을 강의하는 교수나 강사의 테두리를 벗어나지 못하게 되기 쉽다. 그보다는 활용성 있는 지식을 가진 학자와 기술자가 국가 사회에 보다 큰 공적을 남길 수 있는 것이다.

4. 스스로 공부하는 습성

▶ 민족성의 단점을 알려주자.

아이들에게 우리 나라와 민족의 우수성을 알아서 긍지를 갖게 하는 것은 매우 중요한 일이다. 금수강산, 반만년 역사, 단일민족, 예의의 나라, 이순신의 거북선, 신라의 문화 등 모두 자랑스러운 것들이다. 그러나 아이들의 식견이 조금만 높아지면 위에서 말한 것들이 외국의 문물에 비해서 어느 정도라는 것을 곧 알게 된다. 어른들의 과장이 얼마나 심했다는 것을 깨닫고 실망하게 된다. 우리의 것을 덮어놓고 얕잡아 보는 것도 좋지 않지만 덮어놓고 추켜 올리는 것도 위험한 일이다.

솔직히 말해 우리는 세계적으로 내세울 것이 별로 없다. 그러니까 이제부터라도 세계적인 인물이 나며, 세계적인 문화에 공헌할 만한 일을 해야 된다는 것을 아이들에게 깊이 인식시켜 주어야 한다. 기성세대가 우물안 개구리라 해서 아이들도 우물안 개구리로 만들어서는 안 된다. 보다. 창의성, 원대한 포부와 이상을 가진 인물로 만들어야 한다.

▶ 독창심과 자발심

우리 나라는 현재 모든 생활이 모방과 추종에서 이루어지고 있다해도 과언이 아니다. 사소한 일까지도 외국의 문화와 생활 형식을 따른다. 그것으로 우리는 문화생활을 하고 있다고 자부한다. 사실 외국의 문화가 우리 나라에 들어오기 시작한 이후 근 100년 동안은 독창력과 자발심을 발휘할 여가가 없었다. 외국의 문화를 들여오기에 너무 바빴던 것이다.

그러나 이제부터는 독창력과 자발심을 발휘하는 교육을 해야 된다. 이것은 우선 가정에서 시작해야 한다.

ⓐ 흉내만 내지 않는 교육

소위 일류 학교라는 것이 있다. 어느 학교가 좋다더라 하면 무슨 짓을 해서든지 그 학교에만 입학시키려 한다. 학교에 들어가서 아이들이 어떠한 영향을 받을 것인지는 생각지도 않는다.

일인일기 교육이 필요한 시대라고 하니 일인일기 교육을 시키려고 피아노, 노래, 미술, 서예, 태권도 등을 배워야 한다 해서 아이들이 쉴새가 없다. 어쩌다가 무슨 대회에 출전이나 한다든지 라디오나 텔레비전에 출연이라도 하게 되면 부모의 구실을 다한 양으로 생각한다. 그러나 그 결과는 어린아이의 집중력을 약하게 하고 교만심과 허영심을 길러주는 원인이 되고 만다.

아이들의 소질을 먼저 알아야 한다. 그것을 바탕으로 해서 독창력과 자발심을 가지고 공부하는 습관을 길러 주어야 한다.

ⓑ 머리를 쓰는 사람으로 만든다

가령 10명의 어린 학생에게 가장 싫은 학과가 무엇이냐고 묻는다면 아마 일곱이나 여덟 명은 수학이라고 할 것이다. 그것은 대체로 머리 쓰기를 싫어한다는 증거이다.

이것이 우리의 민족성의 결함이라면 그것을 고쳐야 한다. 작은 일을 하더라도 스스로 머리를 쓰며 하는 습관을 어려서부터 길러 주어야 한다.

5. 자녀를 성공시키는 길

ⓐ 영국 청년의 이상

아이들에게 자기에 맞는 꿈을 갖도록 해야 된다. 오래 전 일이지만 영국 청년의 꿈은 첫째 캔터베리의 대승정, 둘째 이튼 중학교장, 셋째 수상이 되는 것이라고 어떤 잡지에 발표된 일이 있었다.

왜 캔터베리의 대승정이 되기를 가장 원하느냐 하면 그는 온 영국민의 정신적 지도자이기 때문이다. 그는 매주 토요일 밤 9시쯤이면 약 10분 라디오 설교 방송을 한다. 영국인 가정들은 다 그의 설교를 경청한다. 그리하여 자기들의 정신적 양식으로 삼는 것이다.

둘째로 이튼 중학은 인물 교육을 주안으로 하는 유서 깊은 중학교로서 영국의 유명한 인물들을 많이 배출한 학교이기 때문이다. 그래서 이튼 중학교장은 온 영국의 청소년들이 숭배하고 있다.

셋째로 수상이 되기를 바라는 것은 어느 나라 청소년이라도 비슷할 것이니까 설명할 필요도 없을 것이다.

▶ 큰 뜻을 품게 하라.

옛날에 일본 북해도에 있는 삽포로 농과대학의 교수로 오랫동안 수고한 크라아크 교수가 일본을 떠날 때에 전송 나온 학생들에게 "청년 제군이여, 큰 뜻을 품으라."고 하였다 한다. 이 말은 모든 청년에게 들려주고 싶은 말이다. 입신출세나 성공이라고 하는 것은 높은 지위에 올라간다든지 부자가 되는 일이라고 생각하는 사람이 많다. 이것은 당연한 일이다. 그러니 부모나 선생이 자녀들이 이런 입신출세하기를 바라는 것은 당연한 일이고 교육의 근본방침과 같이 여기는 것도 있을 수 있는 일이라 하겠다. 그러나 크라크 교수가 "큰 뜻을 품으라."고 한 것은 이런 뜻이 아니다. 비속한 공리주의가 아니라 국가 및 인류 사회를 위하여 공헌할 수 있는 인물이 되겠다는 이상을 자녀들에게 넣어 주어야 한다는 뜻이다.

ⓑ 다이아몬드보다는 화강암으로

지위와 수입은 저절로 생기는 것이 아니다. 지위를 올려주는 것이나 월급을 정하는 것은 다른 사람이 다 자기의 가치가 황금인지 다이아몬드인지, 또 납이나 돌인지는 다른 사람의 평에 맡길 수밖에 없다. 어쨌든 주어진 지위, 맡겨진 직무에 최선을 다하는 것이 사람의 할 일이다.

그런데 다이아몬드는 아주 값이 비싸지만 그 실용 가치는 화강암에 미치지 못한다. 다이아몬드는 유한 마담의 장신구로나 쓰이지만 화강암은 빌딩의 초석이 될 수 있는 것이다. 값에 의하여 다이아몬드와 화강암의 가치를 정할 수 없는 것처럼 지위와 수입에 의해서만 사람의 가치를 정할 수 있는 것은 아니다.

ⓒ 자기가 맡은 일에 최선을 다하는 사람

옛날 어떤 재상의 하인이 그 재상의 신발을 간수하는 책임을 맡고 있었다. 어느 겨울 추운 날 그 재상이 어느 친구의 집을 방문했다가 방에서 나와 보니 문 밖에 벗어 놓았던 신발은 없고 하인만 서 있는 것이었다. 의아한 생각으로 밖으로 나온즉 그 하인은 품에서 재상의 신발을 꺼내 주었다. 그는 신발이 차갑지 않게 하기 위하여 품에 품어 따뜻하게 하였던 것이다. 이것을 본 재상은 그의 순정에 너무도 감격하여 그후로 그 하인을 극진히 돌보아 주어 훌륭한 인물이 되게 하였다. 그 하인은 자기가 맡은 일에 충성을 다했던 것이다.

영국의 유명한 미드란드은행의 조그만 도시의 지점장을 20년 동안이나 한 사람이 있었다. 지점장으로 몇해만 지내더라도 본점의 중요한 간부가 되었어야 할 터인데 작은 도시의 지점장으로 20년 동안이나 있다는 것은 너무도 따분한 일이 아니었겠느냐고 생각할 것이다. 그러나 이 지점장은 그런 처지가 아니었다. 그는 그 지방에서 절대적인 신임을 받고 있었기 때문에 그 지방을 떠날 수 없었던 것이고 그의 대우는 중역보다도 더 높았던 것이다. 이 사람이야말로 자기의 일에 최선을 다한 사람이었으며 성공한 사람이었다.

6. 왜 부모의 생각대로 되지 않을까

교육의 근본 목적은 인물을 만드는 일 곧 심신이 다같이 건전한 사람을 만드는 일이다. 여기서 우리는 마음에 대하여 생각할 필요가 있다. 사람의 마음은 자아가 중심이 되어 있다. 자아에는 생명욕과 영성이 있다. 생명욕은 살려고 하는 욕망과 종족을 보존하려고 하는 욕망이다. 이 생명욕은 사람뿐 아니라 다른 동물 또는 식물에까지도 있다.

그런데 영성이란 것은 사람에게만 있다. 인간이 신에 가까워지려고 하는 성품이라고 말할 수 있다. 생명욕을 적당히 억제하고 지도하여 인간의 정신 생활을 향상 발전시키는 것이 사람의 영성이다. 교육은 이 영성의 작동을 활발하게 만드는 데 목적이 있다.

사람에 따라서 생명력이 강하고 영성은 약한 사람이 있는가 하면 그 반대인 사람도 있다. 또 이지적인 영성을 가진 사람도 있고 감정적인 영성을 가진 사람도 있다. 그러므로 교육자나 부모된 이들은 자녀의 개성을 관찰하여 이를 적당히 지도하지 않으면 안된다.

교육자나 부모는 의사에 비할 수 있다. 자녀의 성격이나 재질을 잘 진단하여 정확한 판단을 내려가지고 이를 치료하도록 해야 된다. 노래를 잘하니까 음악공부를 시킨다든지 우스개 짓을 잘하니까 배우로 만들어야 되겠다는 식의 판단은 자녀의 장래를 망치기 쉽다.

사람의 천품은 인류의 보배라고 말할 수 있다. 그 천품을 잘 알아 가지고 이를 옳바르게 지도할 때에는 인류 사회에 큰 공헌을 할 수 있는 인물을 만들 수 있는 것이다.

ⓐ 교육은 흙장난이 아니다

인간은 교육의 힘으로 어떻게든지 만들 수 있다고 생각하는 사람이 있다. 교육은 흙장난이 아니며 아이들은 진흙이 아니다. 자기의 자녀를 부모가 생각하는 대로 교육시킬 수 있다고 생각하는 것은 큰 잘못이다.

사람이 타고난 천성이란 것은 교육의 힘으로 고칠 수 있는 것은 아니다. 그것은 마치 아무리 농업기술이 발달하고 아무리 좋은 비료를 준다 하더라도 오이 덩굴에 가지가 달리게 할 수는 없는 것과 같다. 오이에는 오이의 천성이 있다. 오이의 덩굴에는 오이밖에는 열리지 않는다. 다만 그것을 잘 가꾸기만 하면 보다 크게, 보다 맛있게 또 보다 많이 열리게 할 수는 있다. 그러기 위해서 공부하고 연구하고 노력하는 것이다.

교육도 마찬가지다. 교육으로 사람이 천성을 고칠 수는 없다. 이 천성을 보다 높고 크고 또한 넓게 발전시키기 위하여 공부하고 노력하며 연구하는 것이 진정한 교육이다.

가정교육은 매우 중요한 것이고 또한 인격 향상에 큰 영향을 미치는 것이다. 그런데 어떤 부모들은 오이 덩굴에서 참외를 따려는 생각을 가진다. 이것은 참으로 어리석은 일이라 아니할 수 없다.

자녀들이 셋이나 넷이 있다면 그들이 타고난 천성이 있을 것이다. 부모는 이것을 지혜롭게 판단해야 된다. 그리하여 자녀들에게서 각기 맺어야할 열매들이 아름답고 맛있게 또한 풍성히 열리도록 가꿀 것이다.

ⓑ 인간은 다 개성을 가지고 있다

학교 선생이나부모들이 가장 주의하고 경계할 일은 아이들을 자기들이 생각하는 대로 기르려고 하지 말아야 한다는 것이다.

사람이란 각기 개성을 가지고 있는 것인데 그것을 부모나 교사의 생각대로 만들려고 하는 것은 무모한 짓이다. 자녀는 부모의 모형도 아니며 표본도 아니다. 닮을 수는 있다. 그러나 결코 같지는 않다. 그런데 자녀가 자기의 뜻대로 않는다고 화를 내며, 선생이 자기가 가르친 대로 않는다고 함부로 책망하며 낙제를 시킨다면 어떻게 되겠는가.

자녀가 부모의 뜻대로 하면 효자라 하고 부모의 뜻과 반대되는 방향으로 나가면 불효자라는 생각은 버려야 한다. 자녀들이 사회적으로 그릇된 길로 나가는 것은 어디까지나 막아서 선도해야 된다. 그러나 부모는 의학공부를 시키려고 하는데 문학 방면으로 나가려고 한다 해서 꾸짖어서는 안 된다. 훌륭한 문학가가 되도록 도와주는 것이 바른 교육이다.

ⓒ 부모는 스스로 공부하며 본을 보여야 한다

자녀를 가르치려면 여러 가지 훈계할 필요가 있게 된다. 그러나 말로만 훈계해서는 안 된다. 진심이 담겨 있는 말이라야 한다. 다시 말하면 부모 자신이 실행하면서 그대로 가르쳐야 한다. 부모는 그 이상대로 되려고 공부하고 노력하며 실천하는 모습을 자녀들에게 보여주어야 한다.

유명한 교육자 페스탈로치는 "언제나 공부하고 있는 사람만이 가르칠 자격이 있다"고 말했다.

ⓓ 흰 것을 검다고 하지 말라

선생님에게서 술을 마시는 것은 아주 해롭다는 말을 들은 아들이 집에 돌아와 저녁식사 때 자기 아버지가 술을 마시는 것을 보고서

"아버지 술은 매우 해롭대요. 정신도 흐리게 하고 병도 생기게 한대요. 아버지도 술을 안 드시는 것이 좋지 않겠어요."

했다 하자. 이때 아버지가 미안한 듯이 머리를 긁적이면서,

"그것은 선생님의 말씀이 옳다. 나도 술이 나쁘다고는 생각하지만 젊었을 때부터 버릇이 되어 잘 끊어지지 않는구나. 네가 그렇게 말하니 아버지는 앞으로 주의하여 조금씩 양을 줄여 가야 되겠다."한다면 그래도 괜찮을 것이다. 그런데,

"뭐, 술이라는 것은 아이들이 마셔서는 안되지만 어른은 마셔도 괜찮다. 술의 해독은 선생님이 말한 대로 그렇게 심한 것은 아니야." 했다고 한다면 학교 교육이 가정교육을 통하여 무시 당하는 것이 된다. 비록 끊지는 못하더라도 적어도 술이 해롭다는 것만은 아이들에게 충분히 인식시켜 주어야 한다. 검은 것은 검다 하고 흰 것은 희다고 가르치는 부모가 되어야 한다.

사람에게는 누구에게나 잘못이 있다. 나쁘다고 생각하면서도 고치치 못하는 것이 있다. 그러므로 부모는 언제나 자기 반성을 하면서 자녀를 교육함으로써 그들도 또한 자기 반성을 하면서 자녀를 교육함으로써 그들도 또한 자기 반성을 할 줄 아는 사람으로 만들어야 한다.

7. 왜 자녀를 학교에 보내는가?

무엇 때문에 자녀를 학교에 보내는가? 뻔히 아는 일 같지만 실은 이해하지 못하고 있는 부모가 적지 않다. 초등학교는 의무 교육이니까 말할 것 없지만 중학교 이상은 부모가 자진해서 자녀를 입학시키는 것이다. 그러면 돈과 시간, 정력을 들여 자녀를 진학시키는 이상은 상당한 이유가 있어야 한다.

ⓐ 부모 본위의 학교 선택

앞에서도 여러번 말했지만 교육이란 그 사람이 타고난 천품을 잘 지도하여 발전시키는 것이다. 그러므로 교육은 어디까지나 학생 중심, 학생 본위가 되지 않으면 안된다. 그런데 아이들의 전공학과 결정과 학교 선택을 부모 의견대로만 결정하는 일이 너무도 많다. 출세가 빠르다든지 취직이 쉽다든가, 수입이 많다든가 또 부모와 연고가 있다 하여 본인의 재질은 생각지도 않고 부모의 마음대로 결정한다 그래서 때로는 오이 덩굴에서 가지를 따려고 하는 경우도 생긴다.

ⓑ 방임은 금물이다.

피교육자, 곧 자녀 자신들의 중심이나 본위라 해서 그들의 마음대로 정하게 방관만 하라는 것은 아니다. 아이들의 재능과 성질을 잘 살펴서 그것에 적응하는 방향의 학교에 입학시키도록 해야 된다는 것이다. 그러려면 먼저 아이들의 희망이나 목적물을 물어보아야 한다. 여나무 살된 아이들이 무엇을 알겠느냐 하겠지만 그렇지 않다. 그들의 순진한 희망은 때로는 세상의 명리에 눈이 어두워진 어른보다도 훨씬 바르고 정당한 것이다.

아이들의 희망을 잘 들어보아 만일 잘못된 점이 있으면 아이들이 이해할 수 있도록 친절하게 설득시키지 않으면 안 된다. 이때 부모의 생각을 강요하면 절대 안 된다.

어떤 사람은 "우리집 아이는 무엇을 할 셈인지 모르지만 간섭은 안하겠다."고 말한다. 이런 태도는 지나친 방관이다. 결코 잘하는 짓이라고 할 수 없다. 부모가 자녀들의 성품이나 재능을 가장 잘 안다. 자녀를 잘 이해하고 올바르게 지도하는 것은 부모의 의무이다. 또한 이것이 부모의 사랑이다. 제멋대로 방임하는 것이 사랑이 아니다.

▶ 가정의 사정을 생각하라

그러면 자녀의 성질·능력·체력 등을 잘 관찰해서 적당한 방향으로 지도해 나가기만 하면 될까? 결코 그렇다고 할 수 없다. 가정 형편을 생각하지 않으면 안 된다.

자녀를 교육시키려면 돈이 들며 시간이 걸린다. 그러므로 자기 가정에서 이에 대한 능력이 얼마나 있는지 생각해 보지 않으면 안된다. 또 자녀가 여럿인 경우에는 공평하게 교육시켜야 되는 것이므로 그만한 능력이 자기 가정에 있는지도 고려해야 된다. 그렇다고 장남을 대학에 보냈으니 차남 3남도 대학에 넣어야 된다는 말은 아니다. 각기 그 소질과 능력 또는 체력에 적응한 방면으로 나가도록 교육시키는 것이 진정 공평한 처사이다.

▶ 좋은 학교를 선택하려면

자녀를 좋은 학교에 보내려고 하는 것은 부모로서 당연한 일이다. 그런데 어떤 학교가 좋은 학교이냐가 문제이다. 그런데 좋은 학교는 유명한 학교, 교사와 설비가 좋은 학교, 상급학교 입학률이 좋은 학교라고 생각하는 경향이 많다. 그러나 이것은 매우 위험한 생각이다. 그보다도 안심하고 자녀를 맡길 수 있는 학교를 좋은 학교라고 말할 수 있다.

대체로 좋은 학교를 택하려면 다음의 몇 가지를 잘 조사해야 된다. 학교의 교육방침이 어떠하며 그 방침이 제대로 실천되어 나가는지 알아볼 것이다. 다음에는 그 학교의 졸업생들과 재학생들의 생활태도 곧 면학·수양·언동 등을 살필 것이다. 다음으로 그 학교의 교장과 교직원들의 인격을 살펴본다. 그 중에도 교장의 인격이 매우 중요하다.

세상에는 사무교장, 외교교장, 정치교장이라고 할 만한 교장들이 있는가 하면 학교 행정에 아주 능한 교장, 관청이나 학부형 또는 일반인들과 외교 정치를 잘해서 학교경영을 잘하여 학교가 날로 발전되도록 하는 교장이 있다. 물론 좋은 일이라 하겠지만 무엇보다도 교장의 인격과 식견이 더 중요하다.

▶ 자각이 있는 인간으로 만들라

자녀를 교육시키는 것은 자각이 있는 인간으로 만들기 위함이라고 할 수 있다. 자기의 능력과 소질을 바르게 알아서 그것에 적응한 방면으로 전진하여 가정과 국가사회에 공헌하도록 하는 것이 교육의 목적이다.

발명왕 토마스 에디슨은 초등학교에서 3개월밖에는 공부하지 못했다. 기억력이 나쁘다는 이유로 퇴학까지 당했다. 그러나 그의 어머니는 포기하지 않고 손수 아들을 지성껏 가르쳤다. 그 결과 에디슨은 세계적인 발명왕이 된 것이다.

학교에 가야만 교육을 받는 것은 아니다. 어떤 사정으로 자녀를 학교에 보내지 못할 경우에는 더욱 부모가 교육의 책임을 져야 한다. 자녀의 소질과 재능을 살릴 수 있는 길은 얼마든지 있는 것이다.

8. 왜 부모를 배반하는가?

어떤 대학생이 방탕하여 용돈을 한 달에 수십만 원씩 쓴다. 어머니를 위협하여 돈을 우려가고 이 사람 저 사람에게 꾸는가 하면 집에 있는 책이나 물건도 내다가 판다. 그의 아버지는 상당한 지위에 있는 사람인데 그 아들로 인해 늘 속을 태우고 망신을 당한다.

이 아들이 초등학교에 다닐 때는 조부모가 살아 있어서 일체를 조부모에게 맡기다시피 했다. 당시에 그 아이의 할아버지는 지방의 유지로 이 아이가 다니는 학교의 학부형 회장이었다. 학교에서는 학부형회장의 손자라하여 감싸주고 급장도 시키고 학생 대표로 가끔 대외적인 회합에 나가기도 했다. 비교적 영리하여 학과 성적도 좋고 일도 잘 감당했다.

초등학교를 수석으로 졸업했다. 그런데 중학 입학시험에서 두 군데나 낙제하고 겨우 세 번째 학교에 입학되었다. 그보다 성적이 뒤떨어졌던 아이들은 좋은 학교에 입학했다. 초등학교에서 우쭐하던 생각은 그만 쏙 들어가고 완전히 기가 꺾이었다. 그때부터 나쁜 친구와 어울리게 되었다. 때마침 그의 조부모가 거의 동시에 세상을 떠났다. 그때서야 그의 부모는 아들의 생활에 관심을 갖게 되었다. 공부를 하는 줄 알았는데 나쁜 아이들과 몰려다니는 것을 알게 된 부모는 단단히 단속해야 되겠다는 생각으로 모든 행동에 제재를 가하게 되었다. 이때까지 조부에게 귀염만 받아오던 아이가 갑자기 엄한 제재를 받게 되니 반발이 일어났다. 그리하여 곁길로 나가서 이제는 걷잡을 수 없이 된 것이었다.

부모들은 오늘의 학교와 교사들이 어떻다는 것을 알아야 한다. 다 그렇다고는 할 수 없지만 학교 경영과 직접 관계 있는 사람의 자녀나 학교에 협조를 잘하는 부형의 태도에 따라 그 자녀를 급장을 시키는가 하면 어떤 대회에 출연시킨다거나 특대하는 경향이 없지 않다. 이것이 바로 아이를 버리게 만들고 부모에게 반발을 일으키는 원인이 되는 것이다.

ⓐ 부모를 배반하는 아이들

부모와 자녀는 언제나 속에 있는 것을 털어놓고 말할 수 있어야 한다. 마음속으로만 생각하고 있으면 서로 의사 소통이 될 수 없다. 기쁜 일이나 어려운 일이나 아이들에게 알려주는 것이 진정 가정교육이다. 그리고 부모들은 새 시대의 지식을 얻기 위하여 늘 공부해야 한다.

배움을 계속하는 사람은 언제나 젊다. 그래야 자녀들과 의사 소통이 되어 서로 가까이 지낼 수 있게 된다. 그렇지 않고 몸과 마음이 다 늙어서 시대감각을 잃게 되면 자녀들은 자연 부모와는 멀어져서 자기들의 생활이나 생각을 부모에게 알려주지 않게 되고 따라서 진정한 가정 교육은 이루어지지 못한다.

9. 실의에 빠진 자녀

▶ 낙담한 자녀를 위하여 부모가 할 일

자녀의 성적이 좋다든지 유명한 학교에 무난히 입학되었다든지 하면 부모는 물론이고 선생들과 친척, 이웃 사람들까지도 칭찬하고 기뻐한다. 그러나 진학에 실패하여 좌절한 자녀들의 경우에는 어떻게 지도하느냐가 큰 문제이다. 학교 성적이 내려갔다든지 낙제하였거나 학교에 불합격되었을 때 아이들의 원망은 이만저만한 것이 아니다. 이런 경우 부모가 너무 엄격하게 하여도 좋지 않지만 너무 관대한 것도 좋지 않다. 부모 중에 한쪽은 엄격하게 다루는데 한쪽은 관대하게 다루려고 해서는 더욱 좋지 않다. 이런 경우는 부모들끼리 잘 상의하여 바른 길로 지도하도록 힘써야 한다.

ⓐ 희망을 주라

자녀의 성적이 나빠졌다든지 진학에 낙방되었을 때 부모들은 참고동정하고 사랑하며 위로해야 한다. 자녀가 나태해서 성적이 나빠졌을 때 어머니가

"그것 봐라. 내가 공부해라 공부해라 해도 하지 않더니 그예 성적이 나빠졌구나."하는 식으로 나무라서는 안 된다. 그렇지 않아도 부끄럽고 민망하여 어쩔 줄 모르는데 이런 말로 꾸짖으면 부모도 내 심정을 몰라주나 하는 생각이 들어서 부모를 야속하게 생각하게 된다. 그러므로 이런 경우에는 왜 성적이 떨어졌는지 그 원인을 조용히 반성하도록 하고 앞으로 어떻게 하면 좋을지 그 대책을 세우도록 할 것이다. 그리고 어떠한 어려운 일이라도 끈기

있기 열심히 하면 안 되는 일이 없는 것이니까 열심히 공부할 결심을 할 것이고, 아버지와 어머니도 공부하는 일에 불편이 없도록 할 터이니 우리 다 같이 힘써 보자 하고 희망을 줄 것이다. 이와는 반대로 "너 머리도 나쁜 데다가 도무지 공부를 않았으니 떨어진 것이 당연하지"하고 말한다면 결국 아이는 자신을 잃게 하고 나아가서는 자포자기하는 상태로 만들기 쉽다.

ⓑ 애정이 모자라는 태도

내외가 다 대학교육을 받은 부부가 아들 둘을 두었는데 장남은 학교 성적이 중 이하이고 차남은 비교적 좋은 편이었다. 어느 날 아버지가 학교 교장을 찾아가서 "우리 집 큰 아이가 성적이 나쁜데 원래 머리도 나쁜 데다가 공부도 하지 않는 아이므로 별로 꾸짖지도 않았는데 웬 일인지 근래에 성질이 이상하게 되어 부모에게 반항하는 태도로 나오니 어떻게 하면 좋을까요?"하고 말했다.

교장은 그 학생을 자기 집으로 불러다가 그의 부모가 몹시 걱정하고 있다는 말을 하고 왜 부모에게 반항하고 싶은 생각이 들게 되었는지 그 이유를 물어 보았다.

그 학생은 머리를 숙이고 무엇인가 생각하고 있는 듯하더니 흑흑 흐느끼며 다음과 같이 말했다.

"모두가 저의 잘못입니다. 제 아우는 열심으로 공부하는데도 저는 놀기만 했어요. 그랬더니 집에서 심부름은 모두 저에게만 시켰어요. 제가 혹 공부를 할 때면 아버지께서는 너는 공부를 해도 성적은 늘 마찬가지니까 심부름이나 해라 하시며 일을 시키고, 혹 손님이 오시면 작은 아이는 성적이 좋으니까 대학을 보내겠지만 큰 아이는 머리가 나빠서 공부를 못하니까 무슨 장사라도 시켜야 되겠다고 말씀하셔요. 그러니까 나의 아우까지도 나를 어리석은 사람으로 여기게 되었어요. 그래서 반항심이 생기게 된 것이에요."하고 말했다.

그 말은 들은 교장은

"그것은 네가 잘못 생각한 것이야. 지금이라도 결심만 하면 얼마든지 성적이 좋아질 수 있고 또 대학에도 들어갈 수 있을 것이다. 성적이 나쁜 까닭이 아니다. 열심으로 공부하면 얼마든지 좋은 성적을 얻을 수 있을 터이니 이제부터라도 분발하라."고 타일러 결국은 자신을 가지고 집으로 돌아가게 했다. 부모는 어디까지나 애정을 가지고 자녀를 대해야 한다.

ⓒ 말은 하기에 달렸다

같은 말이라도 어떻게 하느냐에 따라 상대방을 노하게도 만들고 기쁘게도 만든다. 가령 아이가 글을 지었는데 선생이 그것을 보고서

"너의 문장은 괜찮은데 글씨가 나쁘다."하면 그 아이는 마음이 좋지 않을 것이다. 그러나

"문장이 아주 잘 되었구나. 글씨만 좀 정성들여 썼더라면 더 좋을 것을 그랬다."하면 그 아이는 기뻐할 것이다.

그것은 유아들을 훈계하는 경우에도 적용된다. 아이의 어떤 단점을 고치게 하려고 하는 경우에는 그 아이의 장점을 들어서 자각시키는 것이다.

"너는 산수 성적은 가이지만 국어는 수를 받았구나. 아주 장한 일인데 그러면 이번에는 국어를 열심으로 공부하는 것처럼 산수도 한번 열심히 해보아라. 그러면 산수도 수를 받을 수 있을 것이다."라고 한다.

그러지 않고 "이게 뭐니? 국어만 수를 받고 산수는 가가 아니

냐. 국어만 잘하면 뭐해. 산수 성적이 나쁘면 상급학교에 들어갈
수 없어."한다면 어떻게 되겠는가. 그런데 부모들은 혼히 이런 식
으로 자녀에게 말한다. 깊이 반성할 일이다.

부모와 교사는 언제나 아이들의 장점을 잘 알고 있어야 한다.
어떤 부모는 "우리 아이에게는 장점이라고는 하나도 없다."고 생
각하며 또한 말한다. 그것은 자녀에 대한 관찰이 부족한 탓이다.
어쨌든 아이들의 장점을 모르고서는 생생한 교육을 할 수 없다는
것을 알아야 한다.

10. 호감을 받는 사람

▶ **주의 사람들에게 상대가 되지 않는 사람**

어떤 학교에 A라고 하는 학생이 있었다. 학교 성적도 우수한데 사교성이 전연 없어서 동급생중에 아무도 친구가 되어 주는 사람이 없고 집에서도 별로 말이 없었다.

A군이 왜 이런 성격을 갖게 되었을까? A군은 아주 총명하여 신동이라는 말까지 들었다. 가족들은 물론이고 학교 선생이나 이웃에도 칭찬이 자자했다. 그래서 초등학교 재학중에는 동급생들이 부러워도 하고 칭찬도 했다. 그런데 중학교에 들어가면서부터는 달랐다. 어려서부터 제가 제일이라고 우쭐해 하는 태도를 동급생들이 받아주지 않은 것이었다. 오히려 교만하고 건방지게 보았던 것이다. 결국 A군은 외톨이가 되어 버렸다. 말벗이 없어졌다. 학교에서 뿐 아니라 밖에서나 가정에서도 말이 없는 사람이 되어 버린 것이다. 그러므로 자녀에게 아무리 좋은 점이 있다 하더라도 우쭐하게 만들지 말아야 한다.

ⓐ 표리가 부동한 사람

사람들에게 호감을 받을 수 있는 사람을 만든다 해서 사람들에게 아부한다든지 아무데나 영합하는 인물을 만들어서는 안된다. 사람들에게 호감을 받는 사람은 지성적인 사람이다. 그러므로 사람들에게 호감을 받으려고 애쓰는 사람은 도리어 남들의 미움을 받게 된다. 이러한 성격은 어릴 때에 길러야 한다. 장성한 뒤에는 고치려 해도 사람들이 믿어주지 않는다.

11. 책망과 칭찬

ⓐ 노했을 때의 심리상태

한 반에서 소지품을 도난 당하는 일이 자주 일어나 그 원인을 조사해본 결과 3학년의 A라는 학생의 짓이라는 것을 알게 되었다. 그 학생은 여자와 같이 온순한 성격의 소유자로 그런 짓을 할 아이가 아니라 생각되어 선생이 그 학생을 불러 자세히 알아보았다.

A군은 자기 아버지에게 몇 번이나 간청하여 만년필을 사서 갖게 되었는데 그것을 학교에서 어떤 사람에게 도둑 맞았다. A군은 집에 돌아와 겁에 질려서 그 말을 아버지에게 말했다. 그랬더니 아버지는 노발대발하며,

"이 못난 녀석아, 어쩌면 그것 하나 제대로 간수하지 못하고 잃어버린단 말이냐. 오죽 지지리 못났으면 그것을 잃어버려. 남의 물건을 훔치는 놈들은 오히려 똑똑한 놈들이야. 이놈아 너도 좀 똑똑한 인간이 돼 봐."

하고 꾸짖었던 것이다. 성난 아버지의 꾸중은 아들에게는 마치 남의 물건을 훔치라는 말처럼 들렸다. 그리하여 A군은 남의 것을 훔치는데 도리어 스릴을 느끼게 되었던 것이다.

반드시 이러한 결과를 나타내는 것은 아니지만 부모가 격노하여 자녀를 꾸짖을 때는 자기도 모르게 엄청난 실수를 하는 경우가 많은 것이다.

ⓑ 꾸짖는 것만으로는 교육이 안 된다

꾸짖는 것이 자녀 교육상 어쩔 수 없는 일이라 생각하는 사람이 적지 않은데 이것은 큰 잘못이다. 꾸짖는 것만으로는 아무 효과도 기대할 수 없다. 왜냐하면 꾸짖는 사람 자체가 정신적으로 흥분되어 있기 때문에 이치에 닿지 않는 말을 하여 자녀에게 공포심만 일으켜 줄 뿐이다. 누구나 경험하는 일이지만 자녀를 꾸짖을 때에는 전후 사정이나 그 영향을 생각할 여유도 없이 함부로 말하기 쉬운 것이다.

자녀를 책망하면서 "이렇게 꾸짖는 것이 다 네가 잘되고 좋은 사람이 되기를 바라서 그러는 것이다."고 말하지만 솔직히 말하면 자기의 울분을 터트리는 것으로 교육적으로는 아무 효과도 없는 것이다.

특히 같은 형제나 친구들 앞에서 꾸짖는 것은 그 아이에게 모욕을 준 것이 된다는 것을 알아야 한다. 그러면 결국 아이에게 반항심만 일어나 나쁘게 만든다.

ⓒ 칭찬하면서 훈계하라

1분간 꾸짖고 9분 동안 칭찬하라는 말이 있다. 체험에서 나온 적절한 말이다. 그러나 1분 동안이라고 하더라도 꾸짖기보다는 훈계하는 것이 좋다고 생각한다. 자녀를 훈계함에 있어서 책망하는 것과 칭찬하는 것을 따로 생각할 필요가 없다.

원칙적으로 칭찬하는 것을 주로 해야 되지만 칭찬하는 것만으로는 도리어 자만심만 키우기 쉽다. 그러므로 칭찬할 때는 그 아이의 단점을 알고 훈계를 하되 장점을 인정하고 칭찬해주면서 훈계할 것이다.

우리 아이에게는 칭찬할 만한 점이 하나도 없다고 말하는 부모는 자기의 불찰을 고백하는 것이다. 어떤 사람에게나 장점이 하나쯤은 있는 것이다. 부모는 자녀의 장점을 잘 파악하여 그것을 발전시키고 동시에 다른 결점까지도 고칠 수 있도록 하는 것이 교육의 비결이다.

요컨대 자녀는 칭찬만 하지도 말고 꾸짖기만 하지도 말아야 한다. 그것을 잘 조절하여 지혜롭게 훈계하도록 해야 한다. 거북이나 달팽이를 자극하면 움츠러들어 외부와의 접촉을 전연 단절하는 것처럼 아이들도 꾸짖으면 위축이 되어 어떠한 훈계도 받아들여지지 않는 것이다. 그러므로 자녀를 훈계하려고 할 때는 우선 칭찬을 해서 가슴을 펴게 한 다음에 할 것이다.

▶ 부모나 교사는 우월감을 갖지 말자

부모와 교사는 자녀에게 절대로 우월감을 갖지 말아야 한다. 그렇게 되면 자기의 생각을 억지로 자녀에게 넣어주려고 하게 되고 심한 경우에는 부모의 체면이나 권위를 유지하기 위하여 폭력을 가하려고 하는 데까지 이르게 된다.

어떤 중학에서 일어난 일이다. 지각한 학생을 붙잡아 선생이 때리며 책망했다. 너무도 심하게 구는 선생에 대하여 학생은 반항심이 일어나

"선생님, 학교 시계가 빠릅니다."

하며 자기의 시계를 선생에게 보였다. 그래서 교사도 자기의 시계를 보니까 역시 학교의 시계가 7, 8분이나 앞서 있는 것을 알았다. 그러니 자기의 실수를 깨끗이 인정하고 말았으면 좋으련만 선생으로서의 위엄을 보이겠다는 생각으로 도리어 학생에게 건방진 놈이라고 책망했다. 학생은 마음속으로 원통하게 생각했지만 그

이상 반항할 수 도 없어서 집으로 돌아가 아버지에게 말했다. 이 말을 들은 아버지는 그런 것을 가지고 학교에 가서 말을 하면 도리어 자기 아들에게 불리하리라 생각하여 아들을 달래고 문제삼지 않았다.

그러나 억울한 책망을 들은 학생은 쉽사리 그 일이 잊혀지지 않았다. 그 후로는 선생을 미워하게 되고 그 선생이 담임한 학과까지 싫어지게 되었다. 따라서 차츰 다른 학과 성적도 떨어지게 되었다.

아이를 형식적으로 복종시키는 것은 누구나 할 수 있는 일이나 그것을 교육으로 생각해서는 안된다.

ⓓ 눈물의 기원, 마음속으로 느끼는 책임감

일본 동지나 대학의 창설자인 니이지마 선생은 덕망이 높은 유명한 교육가였다. 니이지마 선생이 동지사대 학장으로 있을 때 학교에 동맹 휴학사건이 일어나 전교 직원과 학생이 술렁거렸다.

이때 니이지마 선생은 전직원과 학생들을 강당에 모아 놓고 이런 불상사가 일어나게 한 것은 교장인 자기가 부덕한 탓이라고 눈물을 흘리며 사과하면서 단장을 들고 자기의 팔뚝을 힘차게 때렸다. 팔뚝에서는 피가 철철 흐르는데도 그는 머리를 숙여 기도를 드리며 일동에게 용서를 빌었다.

그를 바라보고 있던 직원과 학생들은 하나씩 하나씩 흐느껴 울기 시작하여 결국 강당은 울음바다가 되고 말았다. 다시 더 동맹 휴학하자는 말이 나올 수 없었다. 니이지마 선생의 참된 교육 정신에 감복되고 말았던 것이다.

ⓔ 교육은 사랑이다

어떤 초등학교에서 일어난 일이다. 학생들이 공 던지기를 하며 놀고 있었다. 그런데 그 장소는 공 던지기를 하면 안된다고 늘 선생이 주의시키는 곳이었으나 선생이 안 보는 틈을 타서 공 던지기를 하고 있었던 것이다. 이 때에 한 학생이 공을 잘못 던져서 교실의 유리창을 세 장이나 깨뜨렸다.

　유리창이 깨지는 소리를 듣고 교원실에서 선생 한 분이 달려 나왔다. 유리창이 여러 장이나 깨진 것을 본 학생들이 있는 곳으로 달려가서,

　"애, 누구 다친 사람은 없니?"

　하고 물었다.

　선생님이 나오면 큰 야단을 맞으리라고 얼굴이 새파랗게 겁을 먹고 떨고 있던 학생들은 선생님의 그 자비스러운 말을 듣고 그만 감복되어 눈물까지 흘렸다.

　그것으로 모든 문제는 해결되었다. 유리창을 왜 깨뜨렸느냐, 그 곳에서 공 던지기를 하면 못 쓰니 앞으로 주의해야 된다느니 하는 말도 필요 없게 되었던 것이다.

　그 선생은 일부러 수단으로 그런 행동을 취한 것이 아닐 것이다. 그런 자비스러운 말이 자연히 나온 것은 학생들을 진정으로 평소부터 사랑했기 때문이다. 책망하는 것이나 칭찬하는 것이나 늘 사랑의 정신으로 할 때 진정한 교육이 이루어지는 것이다.

12. 의지가 굳은 자녀

ⓐ 의지력

의지력은 인간활동의 원동력이다. 지식을 닦는 것이나 신체를 단련함에 있어서 가장 중요한 것은 의지의 단련이다. 옛날부터 인간 사회를 위하여 큰 일을 한 사람은 모두 의지력이 강한 사람이었다. 아무리 지식과 재능이 많다 하더라도 의지가 약하면 아무소용이 없다. 의지가 약하면 생활력이 약하므로 아무리 훌륭한 집안에 태어난 아이라 하더라도 불행한 일생을 보내게 되는 것이다.

ⓑ 서양인의 육아법

의지의 단련은 날 때부터 시작해야 된다. 갓난 아이의 의식주도 그 실정에 맞도록 적당히 처리하는 것이 이상적이다. 그런데 우리나라의 대부분의 어머니들은 모든것을 깊이 생각해 보지 않고 그저 인정주의로만 어린 아이들을 기르는 일이 많다. 그 결과는 의지의 단련을 못받게 된다.

가령 어린 아이가 울기만 하면 곧 젖을 물리거나 안거나 업어준다. 또 재채기라도 하면 곧 두꺼운 옷을 입히고 손님이 어린 아이라도 데리고 오면 무엇보다도 과자를 먼저 손에 들려준다. 인정미 넘치는 일이라 할 수 있다. 그러나 서양인들의 육아법은 이와다르다.

어린 아이가 아무리 울더라도 정한 시간이 되지 않으면 절대로 젖을 먹이지 않고 안아주거나 업어주는 일이 별로 없다. 아무리 울더라도 내버려 둔다. 우리가 보기에는 너무도 잔인한 듯싶다. 그러나 서양식 육아법은 아이의 독립심, 자립심, 저항력과 반발력을 길러주어 의지를 단련시킨다. 그렇다고 서양식만 모방하겠다고 인정미 없이 다루어서는 안될 것이다.

ⓒ 진정한 부모의 마음

"귀한 자식에게는 여행을 시키라."는 말이 있다. 오늘날과 같이 기차, 자동차, 비행기를 타고 유쾌한 여행을 하라는 것이 아니다. 기차나 자동차도 없이 높은 산을 넘고 먼 길을 터벅터벅 걸어가는 고된 여행을 말하는 것이다. 그러니까 말하자면 사랑하는 것은 누구나 할 수 있는 일이다. 그러나 사랑하는 자식을 괴롭히며 단련시키는 일은 쉬운 일이 아니며 이것이야말로 부모의 진정한 마음이다. 귀엽다고 사랑만 하여 아무 고통이나 부자유도 주지 않고 기르면 의지가 박약하고 박력 없는 사람이 되고 만다.

ⓓ 아이의 단련법

아이의 의지를 단련시키려면 일상 생활태도에서 시작해야 한다. 초등학교와 중학교 학생은 학과 공부가 일상 생활의 중심이되어 있으므로 그것으로 지식을 습득시킬 뿐 아니라 의지도 단련시켜야 한다. 의지를 단련시키는 공부법이란 것은 자발적인 공부, 독학 자습의 공부, 스스로 고생하면서 공부하도록 하는 것이다.

그런데 오늘날은 입학시험이나 취직시험이나 하여 눈앞의 난관을 이겨내야 하므로 점수를 많이 받는 것이 공부하는 목적인 것처럼 되어 버렸다. 그래서 독학자습은 시간과 노력이 많이 든다 생각하여 참고서 자습서 등만 의지하고 강습소 학원 등에 몰려들게 된다.

학교에서 교사의 강의는 대단치 않게 여기고 참고서, 자습서 또는 학원을 더 믿고 의지한다. 이러한 공부는 실력을 단련시키지 못한다. 암기력만 활용할 뿐 창의력은 향상시키지 못한다. 그러므로 학교의 우등생이 반드시 사회에 나가서 우등생이 된다거나 꼭 성공한다는 보장을 받지 못하는 것이다.

ⓔ 독일의 초등학생

아이들의 창의력을 기르려면 스스로 고생을 하면서 실력을 기르도록 하는 것이 중요하다. 그렇게 하면 배운 지식이 다 자기의 것이 될 뿐 아니라 그동안 모르는 사이에 의지력이 단련된다.

외국에서는 선생이 하나부터 열까지 다 가르치는 것이 아니고 모든것이 개발주의이므로 학생 스스로가 생각하고 공부하도록 하는 방법이 가정이나 학교에서 행해지고 있다. 그런데 우리 나라 교과서는 상당히 정도가 높은데도 그것을 활용할 수 있는 능력은 비교적 낮다는 것을 부인할 수 없다.

우리 나라 초등학교 학생은 선생이 가르쳐주는 그대로만 기억하려고 애쓴다. 그러나 독일 국민학생들은 선생의 가르침을 받다가 조금이라도 이해가 가지 않는 점이 있으면 곧 어째서 그러냐고 질문을 한다. 어쨌든 부모나 교사는 주입식으로 지식을 넣어주려고만 할 것이 아니라 자발성과 창조성을 길러주는데 힘써야 할 것이다.

ⓕ 자치 근로의 습관

아이들의 의지를 단련시키기 위하여 근로 습관을 기르는 것도 매우 중요하다. 어릴 때부터 자기의 일은 자기가 하도록 습관을 길러 주어야 한다. 그런데 아이들이란 제 마음에 드는 일이면 즐겁게 하지만 마음에 들지 않는 일은 여간해서는 하려고 들지 않는다. 개성을 존중하는 사람들은 아이들이 싫어하는 것을 억지로 시켜서는 안된다고 말하지만 그것은 잘못된 생각이다.

자유와 제 고집을 혼돈해서는 안된다. 마음에 들지 않는 일이라도 참고 해냄으로써 의지가 단련되는 것이다. 아이들이 제멋대로 하려는 태도를 그대로 내버려 두어서는 절대 안된다.

때로는 공부할 것이 많다는 핑계로 당연히 제가 할 일을 남에게 시키려고 한다. 그런 경우에도 그 말을 그대로 믿어서는 안된다. 물론 아이들의 할 일이란 주로 공부니까 공부할 시간을 넉넉히 마련해 주어야 한다. 그러나 공부하는데 큰 지장이 안될 만한 일은 제 자신이 하도록 해야 한다.

그러기 위해서는 아이들보다도 부모가 굳은 신념을 가지고 잘 지도해야 한다. 아이들에게 이런 일을 시키면 남이 보더라도 좋지 않게 여기지 않을까 하고 생각한다든지 차라리 식모나 다른 어른이 해치우는 것이 빠르고 시원스럽게 하리라고 생각하지 말고 자녀가 할 일은 그들 자신이 하도록 해야 한다.

학교에서 하는 근로작업에 대하여 어떤 부모는 이해를 못한다. 가령 모심기나 나무심기를 한다 해서 공부시키기 위해서 학교에 보낸 것이지 그런 막일이나 시키려고 학교에 보낸 것은 아니라는 생각을 갖는 부모가 있다면 큰 잘못이다. 아이들에게 근로 정신을 길러주는 것은 무엇보다도 중요하다는 것을 부모들은 알아야 한다.

▶ **외부의 유혹을 물리치는 힘을 기를 것**

청소년 시절에 가장 경계해야 될 일은 술과 담배와 이성의 유혹이다. 미성년자들의 담배 피우기와 술 마시기가 성행되고 있는데 한심스러운 일이라 아니할 수 없다. 세상이 그런 세상인 걸 하고 부모들이 자녀들의 이런 행동을 예사로 여기거나 방관해서는 안된다. 담배나 술 또는 이성과의 관계가 신체적으로 어떠한 해독을 주며 정신 수양에 어떤 영향을 미친다는 것을 아이들이 이해할 수 있도록 해야 한다. 이것들로 인해서 자녀들의 정신이 약화 또는 악화되어 그들의 장래가 암담하게 되리라는 사실을 부모들은 잠시도 잊지 말고 세심한 주의를 가지고 선도하기에 힘써야 한다.

⑧ 자녀에 대한 교육

일본인들은 집에서 가족들끼리 식탁에 둘러 앉아 식사를 할 때도 숟가락을 들면서 "잘 먹겠습니다"하고 다 먹고 나서는 "잘 먹었습니다" 또는 "고맙습니다"하고 말한다. 이것은 매우 좋은 관습이라고 생각한다. 무슨 일이나 감사하는 정신으로 시작하고 감사하는 생각으로 끝내면 얼마나 좋겠는가. 음식은 우리의 생명을 보전해 주며 발육시켜 주는 것이므로 마땅히 존중히 여기고 감사하지 않을 수 없다. 그러나 음식 뿐이 아니다. 무엇에 대해서든지 감사한 생각을 갖는 것이 매우 좋은 일이다. 그런데 근래에는 이 감사의 정신이 날로 희박해져 가고 있다. 아이들에게 연필 한 자루, 공책 한 권이라도 감사하게 받아 소중히 쓰는 정신을 길러 주어야 한다.

어떤 학생은 가장 소중한 교과서를 함부로 다루어서 1년에 두 번씩이나 사야 되는가 하면 종이에다가 두서너 자를 써서 버리는 일도 있고 공책도 불과 몇 페이지만 쓴 채 버려 두는 일이 많다.

이러한 것은 아이들만 나무랄 수가 없다. 어른들부터 물건을 소홀히 다루기 때문이다. 양말 같은 것을 며칠도 안 신고 버린다든지 구멍이 좀 났다고 그것을 기워 신지 않고 그대로 버리는 따위의 짓을 하니까 아이들까지도 물건을 아껴 쓰지 않게 된다는 것을 알아야 한다. 그러므로 부모들이 먼저 일상생활에 있어서 물건을 아껴 쓰는 본을 보여줄 것이다. 수돗물을 아껴 쓰는 것, 전등불을 아껴 쓰는 것, 그밖에 모든 일에 있어서 물건을 소중히 여기도록 할 것이다.

ⓗ 금전에 관한 교육

아이에게 몇 살부터 돈을 주으면 좋으냐는 문제는 여러 가지 의견이 있지만 대체로 초등학교 3, 4학년 쯤부터 주는 것이 좋으리라고 생각한다. 그러나 적은 돈은 줄지언정 많은 돈을 아이들에게 맡겨서는 안된다.

학용품 같은 것도 어른이 사주는 것이 좋겠지만 정가가 분명한 것은 아이에게 맡겨서 사도록 하는 것이 좋다. 14, 15세쯤 되어서는 한 달에 얼마씩 일정한 용돈을 주고 물건도 자기의 재량에 따라서 다르고 또 학교에 따라서도 약간 달라야 하겠지만 어쨌든 약간 부족하게 주는 것이 돈을 요령 있게 절약해서 쓰는 습관을 길러주는데 도움이 될 것이다.

될 수 있으면 자녀로 하여금 부모님은 인색하다고 생각될 만큼 빠듯하게 용돈을 주어 각기 자기의 예산을 세워 사용하도록 하고 그것을 적당히 수정하여 주는 것이 좋다.

ⓘ 생산경제의 훈련

자녀에게 용돈을 주는 경우에 잊지 말아야 할 것은 그 용돈의 용도를 반드시 기록해 두도록 하는 것이다. 이것을 게을리 하면 금전 교육은 무의미해진다. 부모는 수첩을 가끔 보고 주의도 시키고 지도를 할 것이다. 만일 용돈이 부족이 났다면 그 이유를 알아보아 적절히 처리할 것이며 혹 돈이 남았을 경우에는 다음 달에는 그만큼 용돈을 줄인다든지 할 것이 아니라 저축을 시키는 것이 좋다.

　이렇게 해서 저축되는 돈으로 닭이나 돼지를 사서 기르게 한다면 근로 교육도 하게 되어 큰 효과를 거둘 수가 있을 것이다.

13. 공부하기 싫어하는 아이와 너무 많이 하는 아이

ⓐ 왜 공부하기 싫어할까?

아이들이 공부하기 싫어하는 이유엔 여러 가지가 있다. 그것을 두 가지로 크게 나누면 아이 자신에게 있는 원인과 외부에서 오는 원인이 있다.

아이 자신이 가지고 있는 원인은 선천적으로 지능이 낮은 것, 신체에 고장이 있는 것, 성격상 결함, 공부하는 방법의 졸열 등이고, 외부에서 오는 원인은 환경이 나쁜 것과 지도자의 잘못에 있다고 할 수 있다.

첫째로 선천적으로 지능이 낮은 아이는 보통 아이들과 같이 다루어서는 안되니까 전문가에게 의뢰하여 당자는 모르게 지능을 검사하여 지도를 받아야 한다. 어떻게 해서든지 공부는 시켜야 된다는 생각으로 무리한 공부를 시키는 것은 자식에 대한 사랑이라기보다도 잔인한 일이라고 말할 수밖에 없다.

둘째로 신체의 이상, 다시 말하면 눈, 코, 목구멍의 고통, 기생충, 충치 등으로 인하여 공부할 의욕을 잃게 된다. 이런 경우 부모가 전문의의 진찰을 받게 하여 치료를 해주면 공부를 열심히 하는 아이가 많다.

어떤 교수의 장남이 초등학교에서는 늘 수석을 하고 중학교에 들어가서도 1학년에서는 1등이더니 2학년에서는 3분의 1이내, 3학년에서는 중간 이하로 떨어지는 것이었다.

학교에서는 태만하다고 책망을 듣고 집에 돌아와서는 마지못해 날마다 밤 11시까지 공부를 하지만 본인에게는 매일의 생활이 마치 지옥 생활과 같았다.

결국 그는 심한 신경쇠약증에 걸려 의사의 진단을 받은즉 과로이기도 하지만 악성 축농증과 원시에 난시까지 겹쳤다는 것이었다. 코와 눈병 때문에 공부가 되지 않는 것은 모르고 학교와 가정에서는 게으른 탓이라고만 생각했던 것이다.

V

자식을 강하게 키우는 법

스파르타식 육아법

어버이 철학

한 가정의 개성, 성격을 결정하는 것은 아버지이다. 아무래도 아버지는 가족의 지주(支柱)이며, 그 집의 주재자이다. 아버지는 결혼하기 전에 벌써 남자로서의 개성을 가지고, 그것을 나중에 자기 집에 반영시키고 집을 세우며, 가족을 형성할 수 있다고 믿고서 한 사람의 여자를 맞이하여 아내로 삼는 것이다.

그리고 이 아버지의 철학이야말로 자신이 그 시대에 주재하는 집과 가족을 조상들보다 낫게 자기 손으로 북돋고 번영시키며, 자기의 선대까지의 조상이 이루어 놓지 못했던 위대한 인간 사업을 자기가 성취하고 자녀들에게 성취시키도록 할 수 있는 것이다.

평범(平凡)을 미덕으로 착각하는 사람들이 있다. 획일적인 시대에 획일적인 남자가 어디든지 있는 것과 같은 인생관을 가지고, 어디든지 있는 것과 같은 가정을 만든댔자 그것이 무엇이 되겠는가? 가령 아버지가 가지고 있는 철학에 대하여 자녀들이 강한 반발을 일으킨다고 하자. 그러면 자녀들은 그 반발을 도약대(스프링 보우드)로 삼아서 인간적 비약을 할 수 있을 것이다.

대통령 또는 대통령 후보가 된 아이들을 길러낸 케네디가의 우두머리가 된 죠셉 케네디는 케네디가의 관습인 식사 때의 가족끼리의 토론에서 마치 어린이들을 꾀이다시피하여 아버지와는 전혀 다른 입장의 의견을 갖게 해 가지고 토론을 벌였다고 한다.

아버지는 그 철학의 실천의 성과에 있어서 할아버지를 능가해야 되고 아들은 그 아버지 철학의 실천을 능가하지 않으면 안된다. 그래야만 비로소 가족에 있어서 인간의 진보가 있고 그 진보들이 합쳐서 인간 사회 전체의 발전이 있고, 진보가 있게 된다.

인간의 번영 진보라는 거대한 피라밋을 세울 무형의 거점이 되는 철학은 비록 그것이 평범하게 보일지라도 어느 누구에게서도 볼 수 없는 굳센 자각 밑에서 철학을 가지고 있지 않으면 안 된다.

가 풍

세상의 모두가 획일화가 되면 인간 전체가 획일화될 뿐 아니라 그런 인간으로 구성된 가정도 어느 집을 보든지 모두 같은 것처럼 되어간다.

이것은 실로 슬프고도 멋없는 이야기이다. 인간 하나하나가 이 무한 세계에서 허무하다고 생각할 수 있는 짧은 시간과 공간 속에서 다만 한번 인생으로 태어난 비범한 존재인 것처럼 몇 사람의 인간이 부자(父子)의 인연을 맺어서 가정을 이루고 있다는 것은 결코 평범한 일이라고 말할 수 없다.

그러나 마치 벌집과 같은 아파트 같은 데 틀어박혀 생활하고 있으면 안할 말로 술이라도 취하면 어느 것이 자기 집인지도 분간 못할 만하다. 이에 대하여 어떤 만화가는 자기의 자녀를 위하여 이런 획일적인 단지(團地) 속에서 자기의 가정이 결코 획일적인 평범한 것이 아니고 비범한 것이라는 것을 과시하기 위해서 이웃집들과는 다르게 벽칠을 했다는 말을 들었다.

본래 인간의 존엄성이란 그 인간이 다른 사람이 갖지 않은 개성을 가지고 있기 때문에 가정 역시 가정의 개성이라 할 수 있는 것을 가질 수 있는 것이다.

이 가정의 개성이 여러 가지 조건 때문에 없어져 버린 현대에서는 이에 저항하여, 가정에서 평범하지 않은 가풍을 세우려고 하지 않으면 안된다.

부모는 자기 자신을 위해서 일하고 있다는 것을 가르친다

아버지와 아들이라 하더라도 실상은 인간 대 인간의 관계인 것이다. 아버지이건 아들이건 다만 한번의 자기 인생을 혼자서 살아나가는 것이라 할 수 있다. 그러므로 아버지가 자기의 인생을 살아나가기 위해서 택한 일, 곧 직업이라는 것은 말하면 자기 자신을 위한 것뿐이다.

일본의 소니전기회사의 부사장 모리다씨는 이런 말을 했다.

"내가 여러 가지 지혜를 짜내서 소니회사를 경영하고 있는 것은 일본의 경제를 위함도 아니고, 회사를 위함도 아니다. 나 자신을 위해서 일하는 것뿐이다."라고

이것은 너무 심한 말같이 들리지만 실상은 인간존재론에 꼭 부합되는 말이며 아주 솔직한 말이다. 과연 사람은 자기 자신을 위하여 직업을 선택하고, 노력하며, 그것이 있음으로 해서 그 일이 자기가 속하는 조직, 사회, 민족에게 유익을 줄 수도 있는 것이다. 물론 우리들은 직업을 통하여 보수를 얻게 되고, 생활을 유지해 나가게 되는 것이지만 일한다는 것은 결코 먹기 위해서가 아니다.

그러므로 아버지가 어떤 때, 어떤 경우 그 직업을 자기의 존재, 자기의 인생을 위하여 부정하고 거부하며 그 때문에 가족이 굶더라도 자식이나 아내는 그 아버지나 남편을 책할 수 없다는 것을 자식으로 하여금 인식시키지 않으면 안된다.

PL 교단의 전신인 인도교(人道教) 교단의 창설자인 미끼도꾸하라는 사람은 종교적 진리를 터득하기 위하여 두 아들을 버려둔 채 기도만 드리고 있었다. 그러나 두 아들은 자기들의 아버지의

사명과 인생론을 깊이 이해하고 꼼짝도 않고 기도를 드리고 있는 아버지를 위하여 열심으로 일하여 결국 PL 교단을 창설할 수 있게 되었다.

아버지가 일함으로써 자녀들이 양육받고 있는 것은 사실이다. 그러나 아버지가 일에 몰두하고 있는 것이 결코 자녀들 자신을 위해서 하는 것이 아니라는 것을 아이들은 인생 도상에 있어서 되도록 일찍이 알고 있을 필요가 있다. 그러면 자녀들은 알게 되는 순간부터 아버지가 하고 있는 것과 같이 자기들 자신의 인생을 위하여 가장 적절한 방법을 자기 자신이 발전해서 그 길로 살아나갈 각오를 갖게 될 것이다.

아버지는 자녀들에게 늘 말해 줄 것이다.

"아버지는 지금은 너희들을 위하여 할 수 있는 일을 해주지만 너희들은 너희들이 신문배달을 해서라도 최저 생활을 할 수 있게 되는 때에는 아버지는 지금의 아버지와는 전혀 다른 인간이 될지도 모른다는 것을 각오하고 있으라"고.

아버지는 자기 일에 프라이드를 가지고 있다는 것을 가르친다

자존심이 없는 남자처럼 싫은 것이 없다고 일본 여류 작가 하야시후미꼬는 '방랑기'에서 말했다. 자아광(自我狂)이란 말이 있다. 아주 흥미있는 말이다. 자기 자신의 능력을 믿고, 자기의 개성을 믿고, 자기에게 몰두하는 사람, 평범한 사람이 볼 때에는 일종의 미친 사람을 자아광이라 할 수 있는데 실상 세상은 이런 자아광이라 부를 수 있는 인간들의 손에 의해서만 변하고 있는 것이다.

이런 인간은 자기 자신을 믿고, 자기 개성, 능력이란 것이 자기가 선택한 직업, 방법에 의하여 비로소 완전히 발휘될 수 있다는 것을 믿고, 일에 매진하고, 그 노력의 결과에 절대적인 자신을 가진 사람이다. 이런 점으로 볼 때에 현대에는 자아광이라고 부를 만한 사람이 너무도 적다.

현대인들은 자기나 다른 사람에 대해서 말은 잘하지만 실상은 자신이 없고, 또 사람들이 말할 만한 개성이나 능력을 갖고 있지 못한 일이 많다.

일본 작가 고우다로항의 오중탑(五重塔)이란 소설에서 그 오중탑을 세운 사람은 벙어리처럼 침묵을 지키는 것에 자신을 가지고 주위 사람들이 바라보고 말하는 데도 그는 절대적인 자신을 가지고 만들어 놓은 오중탑은 심한 폭풍우 속에도 끄떡 않고 서 있어서 그가 자신과 자부심을 가지고 일한 보람을 유감없이 보여 주었던 것이다.

자존심을 말한다면 천재인 레오날드 다빈치가 피렌체 영주에게 자기를 추천한 편지만큼 흥미있는 것은 없을 것이다. 그는 자기 추천장에서 말하기를 자기는 몇 십 톤 무게의 전차가 지나가더라도 무너지지 않는 다리, 강력한 포약을 만들 수 있고, 획기적인 전술을 알고 있으며, 놀라운 효력이 있는 약을 만들 수 있다고 길게 자기의 놀라운 능력을 기록한 뒤에, 오늘날 레오날드의 가장 큰 업적이라 할 수 있는 자기의 미술적 천재에 대하여 최후로 한 줄 쓰기를

"그리고 또 나는 훌륭한 그림을 그릴 수 있습니다."

고 했다. 얼마나 놀라운 자부심이라 하겠는가?

일본의 작가 이시하라 씨의 아버지는 선박업계의 불경기시대에 조선업자로서 고군 분투하다가 고혈압으로 두 번씩이나 넘어졌고

그의 어머니는 남편의 건강을 염려하여 회사를 사직하고 집에서 쉬라고 눈물을 흘리며 탄원했지만 그의 아버지는 자녀들 앞에서 입버릇처럼 말하기를

"일하다가 죽는 것이 나의 소원이다"

라고 하다가 끝끝내는 회의장에서 졸도하여 운명하고 말았다. 이시하라 씨는 자기 아버지의 이토록 철저한 자기 직업에 대한 자부심에 깊은 감명을 받았다고 했다.

어쨌든 아버지는 죽는 순간까지 자기의 일에 대하여 자신과 자부심을 가지고 있음을 자녀들에게 보여주어야 한다.

어머니는 가정 외의 일에도 흥미를 갖고 있음을 보여 준다

자녀 교육을 위한 치마바람이라는 말이 있는데 과연 어머니가 자녀교육에 있어 아버지에 비해 그만한 위치에 있는지는 의문이다.

일본 작가 아꾸다가와는 '수유의 말'이라는 소설에서 다음과 같은 말을 했다.

"어머니가 자녀에 대해 가지고 있는 사랑에는 이기심이 없다. 그러나 이기심이 없다는 것이 자녀 양육에 적당한 것은 아니다. 이런 사랑이 자녀에게 주는 영향은 적어도 자녀를 폭군으로 만들든가 약자로 만드는 것이다."

요사이 자녀 양육에 열을 내는 어머니들을 보면 그들의 자녀에 대한 관심이 결국은 자녀의 자유와 창의력을 저해하고, 자녀를 주위 사람들의 눈에 뜨이지 않는 외톨박이로 만들든가 주위 사람에 대하여 열등감을 가진 약자로 만드는 게 아닌가 하는 느낌이 든다.

어머니도 한 사람의 인간이고 한 사람의 어른인 이상 남편과

자녀, 가정 경영 이외에 가정이라는 곳에 있어서의 그 자신의 인생을 가지고 있는 것이다. 어머니는 아이들이 입버릇처럼 "엄마 잠깐 이리와."라고 할 때마다 미소를 지으며 돌보아주며 그 해결 방법을 자녀들에게 가르쳐 주어야 한다.

그리고 지난 날 지금의 아버지와 연애를 하던 시절에 서로 정답게 손 잡고 찍은 사진 같은 것을 보여주면 아이들이 어머니도 어머니대로의 생이 있다는 것을 알게 될 것이다.

어머니가 자기의 취미 또는 오락을 위하여 밖에 나갔다가 늦게 돌아와서 남편과 아이들이 저녁을 못 먹고 늦도록 기다리게 했다고 하자. 이런 때는 어머니를 기다리기보다도 남편이나 아이들이 부엌에 나가서 저녁식사 준비를 하도록 하는 것이 오히려 좋을 것이다.

이렇게 함으로써 어머니도 남편이나 자녀들을 떠난 한 사람의 여자로서의 인격을 가정생활에서 가질 수 있고 또한 자녀들에게도 독립심을 길러 줄 수 있는 것이다. 또한 어머니로서 뿐 아니라 한 인생의 선배로서 자녀들에게 경의를 표하게 할 수 있다.

하루에 잠깐 동안이라도 집에서 공부하는 모습을 보여준다

현대는 가정과 직장이 너무 떨어져 있어서 아이들은 아버지가 어떤 곳에서 무슨 일을 하고 있는지 모르고 산다.

아버지가 아이들에게 영향을 주기 위하여 가장 필요한 것은 아버지가 어떠한 곳에서 어떠한 일을 하며, 그 성과를 올리기 위하여 어떻게 노력하고, 연구하고 있다는 것을 알려주어야 한다. 아버지가 회사에서는 무슨 일을 어떻게 하고 있는지는 모르지만 밤 늦게 술이 잔뜩 취하여 집에 돌아와서는 TV를 보거나 신문을 뒤적거리면서 "너는 공부나 열심히 하면 돼."하고 말한다면 그 말이 제대로 아이들 머리 속에 들어가겠는가.

영화에 흔히 나오는 카우보이의 아버지와 같이 짐승을 다루는 기술을 아이들과 함께 날마다 훈련하지 않으면 안된다. 이렇게 함으로써 아이들은 비로소 인생의 권위, 노력의 아름다움, 존엄성들을 알 수 있다.

그러므로 아버지는 아이들에게 대하여 자기가 하는 일을 성취하려고 싸우고 있는 한 사람의 전사라는 모습을 보여 주기 위해서도 가정에서 다만 10분간이라도 모든 일을 제쳐놓고 자기의 일에 몰두하고 연구하는 모습을 보여 주어야만 한다.

작가 이시하라씨의 아버지는 봉급생활자였다. 그러나 직장에서 돌아오면 반드시 서재에 들어앉아 아무도 접촉하지 않고 독서를 했다. 이시하라씨는 가끔 아버지가 없는 사이에 아버지의 서재에 들어가서 책상에 놓여 있는 책, 사전 따위를 보고는 했다. 그는 자기 아버지가 서재에서 무슨 공부를 하는지는 몰랐다. 그러나 그는 자기 아버지가 서재로 들어가는 뒷모습을 볼 때마다. 한 사람의 씩씩한 전사를 보는 듯한 감명을 받았다는 것이다.

자식에게 부모의 애독서를 주라

시대에 따라 새로운 책이 많이 나오는 것이지만 실상 그 내용에 있어서는 별로 변하는 것이 없다. 더구나 교양서의 내용은 몇백 몇 천 년을 지나더라도 그 생명을 그대로 지니고 있는 것이다.

아버지는 아이들에게 자기의 피를 나누어주었을 뿐 아니라 자기가 청춘기부터 오늘날까지 자라온 교양지식도 나누어주어야 한다. 그것이 문화의 전달이고, 그렇게 함으로써 전통이라는 것이 생기게 된다.

구미 제국에서는 각 가정에 옛날 조상 때부터 읽어 오던 성경 책을 읽어 내려오며 인생의 양식인 신앙을 배우는 것이다. 그러나 반드시 성경이어야만 되는 것도 아니다. 할아버지 또는 아버지가 청춘 시대에 감명을 받은 시집이나 소설도 좋다. 아이들은 그것을 읽음으로써 아버지가 그 책을 일찍이 읽고 느꼈던 감상과 정서를 느낄 수 있을 것이며 혹 그 책의 내용이 진부한 것이라 하더라도 아버지를 보다 친밀하게 사상 혹은 정서적으로 접촉할 수 있게 될 것이다.

만약 아버지가 아이들에게 준 시집이나 소설책 속에 끼어 있는 풀잎이나 꽃잎이 있거나 아버지가 적어 놓은 메모라도 있는 것을 발견하게 되면 아이들은 혼자서 빙긋이 웃으면서도 말로 표현할 수 없는 감회를 주게 될 것이 틀림없다.

사람이란 비록 부모와 자녀 사이라 하더라도 서로 면대해서 말할 때보다도 서로의 심리, 정서, 감상 등의 매개물을 통하는 것이 보다 깊은 감명이나 영향을 받을 수 있는 것이 아닐까.

유산을 남기지 않겠다고 말하라

이시하라씨는 그의 아버지가 세상을 떠났을 때 남은 것이라고는 회사에 갚을 빚뿐이고 별로 재산이 없었다. 그런데 그의 아버지의 인망이 두터웠기 때문에 많은 조위금이 들어왔다. 그런데 그의 어머니와 형제 자매들은 갑자기 많은 돈이 생기니까 아무 계획도 없이 낭비하여 몇 해 안에 다 써 버리고 말았다.

돈이 다 떨어지자 가족들은 비로소 자각심이 생기어 식구들이 열심으로 일한 결과 결국은 안정된 새 생활을 할 수 있게 되었다는 것이다.

아이들은 경제적으로 독립시키도록 해야 한다. 이것은 부모로서 자식에게 너무 냉정한 것 같지만 실상은 인간적인 은혜를 베푸는 것이다. 부모의 유산을 기대하는 자식들이 되지 않도록 평소에 인식을 시켜 두어야 한다. 다만 재물을 남겨 주는 대신에 한 사람의 충실한 인간으로 키우는데 전력과 재물을 아끼지 말 것이다.

숭배하는 역사적 인물에 대하여 들려준다

부모나 자녀가 다 사람인 이상 아버지는 자기가 어떠한 사람이라는 것을 완전히 자녀들에게 가르쳐줄 수는 없다. 그러나 부모는 자녀를, 또한 자녀들은 부모를 충분히 이해할 수 있도록 노력할 필요가 있다.

그러려면 이미 말한 바와 같이 애독서를 주어서 읽게 하는 것도 좋지만 자기가 가장 숭배하는 역사적 인물의 생애와 그의 명언을 가끔 이야기해 주는 것도 좋다. 유년기에는 유년에 적합한 것을, 소년기에는 소년에 적합한 이야기를 해주어서 아버지가 숭배하는 점, 따라서 인생에 대한 올바른 자세를 이해시켜 주기에 힘써야 한다.

백 사람이나 천 사람에 대하여 또는 일반적으로 관념적인 훈계를 하는 것보다도 한 사람이나 두 사람의 훌륭한 인간상을 보여주는 것은 아이들이 성장하며 인격을 형성해 나가는데 좋은 양식이 될 것이다.

아이들을 안아주지 말라

서양인들은 너무도 냉정하다고 하리만큼 어린 아이들을 내버려 둔 채 기른다. 심한 경우에는 아직 서지도 못하는 어린 것을 수영장에 던져 넣어 헤엄을 치는 방법을 가르치는 학교까지도 있을 정도이다. 어떻게 보면 잔혹하다고 할 만하다. 어린 아이가 물을 먹고 코와 입으로 내보내면서 자연적인 부력으로 떠오르는 것을 보는 것은 참혹한 일이지만 이렇게까지 가르치는 개인주의를 어느 정도는 우리들의 가정에서도 참작해야 되리라고 생각한다.

그런데 근래에 와서 어머니는 그대로 걸어가고 아버지가 어린 아이를 안은 장면이 유행되는데 생물의 본능으로 보아서 모순된 이야기이다. 사자는 금방 낳은 새끼를 험한 골짜기로 밀어뜨린다고 하지만 그렇게는 않더라도 넘어진 어린아이를 달려가서 일으켜주기보다는 멀리서 "일어서"하고 말하는 부모가 되어야 할 것이다.

어떤 선장이 아들을 아주 엄하게 길렀다. 한번은 그의 그들이 밖에 나갔다가 불량배를 만나 싸움을 해서 매를 몹시 맞고 울면서 집으로 돌아왔다. 아버지인 선장은 "사내 자식이 울다니"하고 말하며 다시한번 일으켜 세워 넘어뜨렸다. 그런데 알고 본즉 팔이 부러진 것이었다. 그제서야 아이를 업고 병원에 가서 치료를 시킨 다음 선장 자신이 불량배를 찾아가 보복을 했다고 한다. 이것은 극단의 예라고 할 수 있겠지만 아버지로서 아이를 안아주거나 업어주거나 하는 태도는 좋지 않은 것이다.

아이들 앞에서도 어머니를 책망하라

아버지가 어머니를 책망한다는 것은 부부 싸움을 말하는 것이 아니다. 아이들이 그것을 부부 싸움으로 생각한다면 그것을 바로

잡아 주어야 한다.

어떤 경우에 아버지가 다소 잘못을 했다 하더라도 아이들 앞에 서는 그 잘못을 옳은 것이라고 우겨댈 만한 힘이 있어야 한다.

분명히 인간 대 인간으로는 아버지와 어머니가 평등하지만 힘에 있어서는 아버지가 어머니보다 강해야만 한다. 말하자면 부권이 모권보다 커야 된다는 말이다. 그러면서도 모권과 부권이 균형을 이루어 있는 가정이라야 원만한 가정이라 할 수 있다. 명령 계통이 일정한 점으로나 아버지와 어머니의 자녀에 대한 애정의 형태, 또 다른 점으로 보아서도 부권과 모권이 같을 수는 없다. 어머니의 자식에 대한 애정의 형태는 인간적, 사회적 이성적인 것이어야 한다.

생물의 본능과 인간의 이성, 두 범주의 애정이 각기 아버지와 어머니에게 주어진 사랑의 형태로서 이것들이 같다고 생각하는 것은 잘못이다. 흔히 웃음의 말로 "아빠와 엄마 중에 누가 더 좋으냐?"라고 어린이에게 묻는 일이 있지만 실상 그것은 말이 안되는 것이다. 아이에 대해서는 아버지는 아버지 뿐이지 어머니를 겸할 수는 없고 어머니 역시 어머니 뿐이지 아버지를 겸할 수는 없다. 그러나 어머니와 아이에게 폭력의 위해가 닥쳐왔을 때 목숨을 내걸고 수호해야 할 사람은 아무래도 아버지여야 하니까 가정에서는 아버지가 어머니보다 더 권력을 가지고 있어야 한다.

때리기를 두려워하지 말라

부모가 자녀에게 어떤 메시지를 가장 효과적으로 전하는 방법은 육체 대 육체의 전달이다. 특히 아버지는 아이들의 잘못을 고쳐주고 그들이 성장하여 한 사람의 사회인으로 살아나가기 위한 여러 가지 인간의 규범을 철저히 가르칠 의무가 있다. 그러므로 그것을 가장 효과적으로 가르치는 방법으로써 체벌을 쓰지 않을 수 없는 것이다.

근래에는 무슨 영향을 받은 까닭인지 모르지만 아이들에게 매로 체벌하는 것을 꺼려 한다. 아이는 어릴수록 매를 맞고 자라야 한다. 매는 부모의 의사를 직접 아무 가식 없이 자녀에게 전하는 수단이다. 이 의사야말로 애정에서 나오는 순수한 것이다.

책망하는데 장소를 가리지 말라

우리 나라 부모들은 자녀들의 과실을 보고서 책망할 장소를 너무 가린다. 서양인들은 자녀들의 과실을 발견하면 장소를 가리지 않고 그 자리에서 책망한다. 또한 옆에 있는 사람이 말리지도 않는다.

아이들의 과실의 책임은 어리면 어릴수록 부모의 책임이다. 그리고 자녀를 책망하는 것은 결코 부모가 자기의 책임인 자녀의 과실을 자녀에게 돌리는 것이 아니고 자녀를 책망함으로써 자기 자신을 책망하는 것이 되는 것이다.

아이들이란 잊어버리기를 잘한다. 범한 과실을 그 장소에서 곧 책망하지 않으면 나중에 책망을 듣더라도 왜 나를 꾸짖나 하리만큼 자기 과실의 원인을 잊어버리고 만다. 그리고 아이들이란 부모가 상상도 할 수 없을 만큼 교활하다. 아예 부모가 장소를 가려서 아이들을 책망하기를 주저하는 눈치가 보이면 아이들은 다음 기회에는 부모의 안색을 살펴보아 장소를 가림으로써 부모가 책망할 수 없는 곳에서 나쁜 짓을 한다.

흔히 부모들이 아이들을 책망하는데 그 경우에 따라서 주저하는 것은 다른 사람이 있는 데서 그러는 것은 실례가 될까 하여 그러는지 모르지만 사람들은 누구나 부모 자식 사이의 관계에 대해서는 관용심이 있어서 간섭하려고 들지 않는 것이다.

근래는 자녀의 교육이나 품행에 대해 거의 무관심하다시피하고 학교의 선생이나 가정 교사에 일임해 버리려고 하는 나쁜 경향이 있다. 그러나 교육은 어디까지나 가정이 우선이다. 아이들과 함께 있는 시간이 가장 많은 부모가 가정에서 뿐 아니라 어디서든지 잘못하는 것을 보고 책망하지 않는다면 올바른 교육은 될 수 없다. 한 사람이 이런 말을 했다.

"나는 초등학생 때 박람회 구경을 간 일이 있었다. 아버지와 함께 갔었는데 물에 띄워 놓은 배가 하도 귀여워 들고 있던 막대기로 그 배를 움직여 보았다. 그때 아버지가 막대기를 떨어뜨릴 만큼 손을 탁 때려서 주위에 있는 사람들까지도 깜짝 놀랐다. 나는 아버지의 힐책을 그대로 받았지만 그 힐책은 나뿐 아니라 주위에 있던 아이들과 어른들까지도 그 배를 움직여 보았을지 모르는 사람들에 대한 힐책도 되었던 것이다"

어쨌든 아이들을 지나치게 관용하는 것은 좋지 않다. 버스나 거리에서 장난을 치는 아이들이나 길을 잃고 헤매는 아이들을 친절하게 훈계하거나 길을 인도해 주기에 앞서 잘못을 책망하는 것이 좋다고 생각한다.

남의 아이들이라도 책망하라

자기의 아이들은 물론이고 비록 다른 사람의 아이라 하더라도 그의 부모가 그 자리에 없다든지 비록 그들이 있다 하더라도 그 부모가 잘못한 아이를 책망하지 않을 때는 그 아이를 책망해야 한다. 그것이 아이를 위하여 좋은 것이다. 그 아이는 모르는 어른에게 책망을 받음으로써 세상이 넓다는 것을 알게 되고 세상이 엄하다는 것도 깨닫게 될 것이다.

어떤 사람이 한번은 자동차를 운전하고 있는데 갑자기 옆길에서 자전거를 타고 나오는 아이를 칠 뻔했다. 그 아이는 무심코 나왔지만 자동차가 갑자기 정거하는 것을 보고 제 잘못을 깨닫고 깜짝 놀라는 것이었다.

그 사람은 곧 그 아이를 쫓아가서 붙들고 꾸짖었다. 한데 아이는 듣는 체 마는 체하고 달아나려고 하는 것이었다. 그는 아이의 손목을 붙잡고 뺨을 때리고 훈계를 했다. "너 혼자만 다니는 길이 아닌데 그러면 안된다."고 꾸짖었다. 마침 그때 가까이 있는 어물점에서 물건을 사던 그의 어머니가 이를 보고 놀라 달려와 항의를 하려 했지만 그는 그 모자를 다 책망했다.

그 아이를 치었다면 그도 큰일이거니와 그 아이에 대해서는 치명적인 사건이 되지 않으라는 법이 없다. 그것은 결국 그 부모들이 평소에 잘 타이르지 않았기 때문에 일어날 뻔한 사건이었다. 그가 이렇게 사리를 따져가면서 큰 소리로 꾸짖으니 그 어머니는 눈물까지 홀리면서 사과했다.

우리가 인간의 장래에 기대를 둔다면 어른들은 아이들의 품행에 관해 자기 자식뿐 아니라 남의 아이에 대해서도 책임감을 가져야 한다. 아이는 사회의 보배라는 말이 있다. 다른 사람의 자녀라도 보배라고 생각하면 책망할 일은 책망하여야 한다. 그렇지 않으면 이웃을 사랑하고 어린이를 사랑한다는 말은 무의미한 말이 될 수밖에 없다.

다른 사람의 자녀를 칭찬하기는 쉬운 일이지만 책망하기란 여간 어려운 일이 아니다. 그러나 아이들을 사랑한다면 그들이 잘못할 때 비록그의 부모 앞에서라도 책망하는 것이 당연한 일이다.

아버지와 아들의 음식은 평등하게 하지 말라

요새 평등이라는 말이 많이 쓰여진다. 어른과 아이들도 모든 것이 평등이란다. 이 평등사상은 가정에서의 식사에도 나타나서 부모와 자녀의 식사를 차별한다는 것은 마치 죄악이나 되는 것처럼 생각한다.

그런데 어떤 대실업가 가정에서는 과실을 먹더라도 아이들에게는 사과를 주고 아버지 되는 실업가는 값비싼 멜론을 먹는다고 한다. 좀 우스운 이야기 같지만 아이들의 미각은 단지 본능적인 것뿐으로서 소화력과 미각이 어른들과는 다르다. 또 식사란 것은 내일의 생활에 에너지를 공급하는 큰 목적을 가지고 있고, 또 가정을 유지하기 위한 책임과 일을 하는 위치에 있는 아버지가 보다 맛있고 영양가 있는 음식을 먹는 것이 당연한 일이다. 그러므로 어른과 아이들의 음식에 차별을 둔다는 것은 조금도 잘못이 아니다.

그런데 실상은 아이들이란 맛있는 음식만 보면 어른들이 먹기 전에 다 먹어 버린다. 그래서 좋지 못한 버릇까지 길러주기 쉽다. 이런 의미로 보아서도 어른과 아이의 음식을 평등하게 하는 것은 좋지 않다.

부부만 외출하라

우리 나라 가정에서는 가정의 단위는 무엇보다도 부부라는 인식이 매우 적다. 미국에서는 식모가 없는 가정에서도 아이들은 버려 두고 부부만 외출하므로 학생들이 아르바이트로 집을 보아주는 일이 많다. 이처럼 아이들을 버려 두고 부부만이 나감으로 그들을 내보내는 아이들은 자기들과 다른 어른의 세계가 따로 있다는 것을 처음에는 은연중에 느끼고 나중에는 깊이 의식하게 되고, 동시에 부모가 나간 뒤에 가정에서는 아이들만의 세계를 갖게 된다.

어떤 외국인의 가정에서 남편이 하는 일이 바빠졌기 때문에 가끔 집에 늦게 돌아오는데 한번은 남편이 집에 돌아와 본즉 아내가 미용원에 가느라고 외출중이어서 어린 딸이 아버지를 붙잡고 하는 말이 "아빠, 요새는 아빠가 엄마와 데이트하지 않기 때문에 엄마는 가끔 미용원에 가는데 엄마 좋지 않지. 가끔 엄마하고 데이트해요."하였다고 한다.

아버지는 그 어린것의 말을 듣고 속으로 웃었다. 하지만 어쨌든 부부만의 외출은 아이들에게 깊은 인상을 준다는 것을 여실히 말해 준다.

부부는 자녀가 몇이 되든지간에 부부 둘만의 세계가 저희들의 세상에 태어나기 전부터 있었다는 것을 아이들에게 알려 줄 필요가 있다.

재롱으로 보여주는 것에 가능성을 믿지 말라

자녀에게 큰 기대를 갖지 않는 부모가 어디 있으랴? 그러나 자녀들의 가능성을 지나치게 믿으면 나중에 자녀에 대하여 환멸을 느끼기 쉽고 그로 인하여 부모와 자녀 사이에 틈이 생기기 쉽다.

특히 아버지들은 아들에 대해서 어머니에 비해 큰 기대를 걸고 자기가 이루지 못한 것을 아들에게 위탁한다.

"아버지는 자기 아들에게서 새로운 청춘과 미래에 넘쳐 있는 자기 자신의 모습을 다시 바라보려고 하지만 그래도 되지 않는 것이 세상이다."라고 말한 사람이 있다. 어떤 심리학자는 동양과 서양의 부모와 자녀간의 관계를 비교하여 동양은 감점법(減點法)이고 서양은 가점법(加點法)이라고 말했다. 다시 말하면 동양인들은 대개 부모가 자녀에 대해서 100%의 가능성을 믿었다가 날이 감에 따라서 그 꿈이 차츰차츰 작아져 나가는데 서양인들은 좋은 의미의 자아 주의로써 허식을 버리고 일대일의 부모자녀 관계를 이룬다. 다시 말하면 영점에서 출발하여 차츰차츰 보태어 나간다. 그래서 비록 100%가 못되고 50%만 되더라도 그것으로 만족을 느낄 수가 있다.

부모들 자신이 결점 많은 인간들인 이상 그들의 피를 받아가지고 태어난 자녀들도 결점이 없을 수 없는 것이다. 그러므로 터무니없이 100%의 가능성을 자녀에게 기대한다는 것은 당치 않은 일이다.

자녀는 부모의 분신임에는 틀림없지만 동시에 독립한 한 개의 인격자라는 것을 부모는 알아야 한다. 근래에 어머니들이 자녀 교육에 대하여 지나친 열을 올리는 것은 그렇게 함으로써 자녀들이 부모가 나누어준 피의 능력을 마음껏 발휘할 수 있으리라고 믿는 모양이지만 가소로운 일이다.

자녀에게 다소의 가능성이 보인다 하더라도 지나친 기대를 걸면 그 가지고 있는 가능성조차도 묶여 버리기 쉽다. 자녀에 대하여 지나치게 기대를 걸지 말라.

시체를 아이들에게 보여라

대체로 아이들은 죽음에 대하여 거리가 먼 존재라 할 수 있다. 그러므로 아이들은 인생은 결국에는 죽는다는 사실을 확실히 의식 못하고 있다. 그러므로 아이들은 인생을 좋게만 보는 인간이다.

부모가 자기들의 자녀를 인생에 대하여 확실하고 굳센 자각을 가진 인간으로 만들어 확고한 신념을 가지고 생의 길을 걸어가기를 기대한다면 죽은 사람 곧 송장을 되도록 빨리 아이들에게 보일 필요가 있다.

내 친구가 이런 말을 내게 들려주었다. 실로 중요한 것이었다.
"나는 어릴 때 어느 일요일에 아버지를 따라 아버지가 근무하는 회사의 좌초된 기선을 보려고 간 일이 있다. 그때 동료를 구하기 위하여 로우프를 안고 바다 속에 뛰어들었다가 결국은 빠져 죽은 이동 항해사의 시체를 아버지가 보여 주었다. 그때 아버지는 조용히 그 시체의 얼굴의 아름다움과 그 남자가 책임을 다하기 위하여 목숨을 아끼지 않고 실행한 위대성을 나에게 들려주었다. 나는 어린 마음에도 인생이 어떻다는 것을 느꼈던 기억이 지금도 새롭다."

신에 대하여 말하라

한 학생이 처음으로 어떤 시험을 치르러 가는데 그의 어머니가 "좋은 성적을 얻으려면 시험이 시작되기 전에 하나님께 기도해

라."하고 말했다. 이 때에 그 학생이

"그런 쓸데없는 짓을 해서 뭐해요. 무엇보다도 답안을 쓰기 시작해야죠. 시험이란 평소에 공부를 얼마나 했느냐가 문제지 기도한댔자 별수 없어요."

하고 말해서 그의 어머니는 무엇이라 말할지 몰라 당황해 했다. 그러므로 부모는 평소에 자녀들에게 신에 대한 말을 자주 들려주어야만 신앙의 뿌리가 박히게 된다.

사람은 신앙심을 갖는 것이 그 인생 생활에 있어서 신앙심이 없는 것보다는 훨씬 낫다는 것은 많은 사람들이 입증하고 있다. 그런데 신앙을 마치 비과학의 상징인 것처럼 생각하고 한편 과학 신앙이 보편화된 오늘의 사회에 있어서는 부모는 상당한 견식이 없이는 아이들에게 신에 대해서 말할 수 없는 것으로 생각한다.

부모가 교회에 나가거나 절에 가면서 그 자녀에게 하나님이나 부처님에 대한 이야기를 않으면 되겠는가. 신의 존재를 이론적이 아니라 일종의 심정(心情) 정념(情念)으로서 아이들에게 이야기 해 줌이 그들의 장래에 대해서 큰 도움이 될 것이다.

눈에 보이지 않는 큰 힘의 지배를 아이들에게 가르쳐 줌으로써 아이들은 장래에 대하여 보다 큰 것을 동경하며 근신하게 된다.

이런 신앙이 인생의 토대가 되고 깊이가 되어 아이들이 장래에 대한 심정, 그런 정념을 토대로 하게 된다면 누구보다도 풍부한 마음의 재산을 갖게 될 것이다.

우리는 세계적인 최고의 과학자들이 깊은 신앙가였으며 신앙의 연구자였었다는 것을 생각하더라도 신앙이 얼마나 중요하다는 것을 알 수 있거니와 그런 사실을 아이들에게 말해 줌으로써 신앙의 중요성을 인식하게 할 수 있다. 과학의 진수라고 할 수 있는 최초로 달 여행을 하고 돌아온 사람이 항공 모함에 있는 격리실에서 자기를 환영 나온 대통령과 함께 신부를 불러 함께 기도를 드린 엄숙한 장면을 아들에게 얘기해 주는 것도 신앙을 갖게 하는데 큰 도움이 될 것이다.

이처럼 보이지 않는 신에 대하여 여러 가지로 얘기해 줌으로써 아이들에게 참된 창조력을 길러줄 수 있다.

불구자를 손가락질하면 꾸짖어라

독창적인 자녀 교육을 하는 일본인 작가 엔도우씨는 자녀들과 다음과 같은 세 가지 약속을 했다.

"불구자, 불쌍한 자, 약한 자를 비웃는 자가 되지 말라."

선천적이거나 후천적인 불구자는 보통 사람에 비해 그만큼의 결함이 있어서 불행한 운명에 처해 있는 것이다. 가령 그 불행이 자신의 과실로 인해서 발생된 것일지라도 건전한 사람이 그를 비웃는다거나 우월감을 갖는 것은 인간으로서 비열한 행동이라는 것을 아이들에게 가르쳐 주어야 한다.

인간의 육체란 것이 얼마나 약하다는 것을 가르쳐 주어야 한다. 불구자를 가리키며 비웃는 아이는 헬렌켈러의 인생에 대한 용기를 이해못하고 공감하지 못하는 인간일 것이다. 그리고 자기 자신이 그런 재해를 받았을 때 가장 약하고 그 숙명에 굴복하며 인생에 실패하기 쉽다.

사람은 내일이 보다 행복하기를 바라고 산다. 하지만 내일 어떠한 재해가 기다리고 있는가를 알지 못한다. 미래의 숙명에 대한 경건한 태도를 가진 사람은 결코 불구자를 보고 웃을 수 없다는 것을 엄중히 인식시켜야 한다.

이런 인식을 가지면 자기의 건전한 신체에 대하여 감사할 수 있고 동시에 자기는 불구자에 비하여 그만큼 행복한 입장에 있다는 것을 자각시킬 수도 있다.

경제적인 문제도 아이들 앞에서 말하라

아이들은 어리므로 사물의 정신적 가치 같은 것을 알 리가 없다. 그래서 사물의 가치를 물질적으로만 생각하려고 한다. 다시 말하면 아이들의 가치 척도는 돈, 물질의 풍부함과 가난함에 따라 측정된다. 그러다가 성장함에 따라서 물질로는 측정할 수 없는 가치를 알기 시작하게 된다.

이것이 바로 인생의 넓이며 깊이가 되는 것인데 될 수 있으면 아이때부터 이런 인생의 넓이와 깊이를 예감시키기 위하여 물질을 다만 물질로서 보아넘기는 습관을 길러주는 것이 아이들이 장래에 지나친 물질 주의자가 되지 않고, 사물을 직시하는 습관을 길러줄 수 있다. 그러므로 자기 집의 경제문제를 아이들에게 숨기는 것은 어리석은 일이며 부모의 허세로써 자녀들에게 허세를 부리도록 하는 것밖에는 안된다.

서양인 가정에서는 경제 문제를 아이들 앞에서 숨김없이 말한다. 그래서 가난한 가정의 아이들이 부자집 아이들에 대하여 열등감을 갖거나 부자집 아이들이 가난한 집 아이를 얕보는 일이 우리 나라보다 훨씬 적다.

어떤 동양 사람의 아들이 교환 유학생으로 유복한 미국인 변호사 집에 유하게 되었다. 변호사 부인은 이 학생에게 수도 꼭지를 잊지 않고 막는 것이라든지 전기 불을 잘 끄는 것을 일러 주었기 때문에 좋은 습관을 길렀다는 말을 들었다.

그 학생은 미국이라는 나라는 부자 나라라 무엇이든지 아끼지 않고 마음대로 쓰는 나라로 생각했던 자기의 그릇된 생각을 뉘우쳤다고 했다. 언제 어디서나 아버지가 먼저 절도있는 생활을 해야 가족들이 근검절약하는 습관도 갖게 된다.

이런 경제관념을 가짐으로써 가정이 가난하고 부한 것은 숙명적인 것이 아니고 가족의 노력 여하에 달렸다는 것을 아이들이 배우고 바른 자세를 갖게 할 수 있다.

부부의 애증문제도 숨겨서는 안 된다

일시적인 것이라 하더라도 부부간이 서로 미워하는 감정은 자녀들에게 전해지기 쉬운 것이다. 그와 반면에 부부간의 애정의 흐름은 당연한 일이라고 생각하기 때문인지 별로 신경을 쓰지 않는다. 다른 가정의 부모보다 자기들 부모가 보다 더 사랑하는 사이며, 신뢰하는 사이라는 것을 아이들이 알게 되면 아이들은 자기들이 장래에 가질 가정에 대해서 다른 아이들보다 더 폭 넓고 아늑한 이미지를 갖게 될 것이다.

그러려면 부부간의 애증문제를 아이들에게 숨김없이 얘기하고 경우에 따라서는 아이들도 참여시켜서 함께 이야기하는 것이 아이들에게 이상적 가정이 무엇이라는 것을 보여주게도 된다.

파니 하스트의 원작 '뒷골목'이라는 소설은 영화로도 나왔는데 그 내용은 사랑하는 두 남녀가 결혼을 하지 못한 채 헤어진 후 운명적으로 우연하게 다시 만나게 된다. 가정을 가지고 있는 그 남자에게 옛 연인은 그림자처럼 따라다니고 그 남자가 외교관으로 외국에서 근무하다 뇌일혈을 일으켜 죽어가는 것을 보고 옛 연인이 그의 가정에 전화를 걸어 그 사실을 알린다. 전화를 받은 아들은 어머니가 지금까지 전혀 모르고 지내왔던 아버지의 옛 연인이라는 사실을 알고 죽어가는 아버지의 전화를 어머니에게 바꿔주지 않는다. 그럼으로써 아이들은 아버지 앞에서 어머니에 대한 아들로서의 애정을 표현하려고 한 것이다.

그러나 죽어가는 아버지는 애타게 수화기를 들고 아들에게 자기는 일생 동안 아내만을 진실로 사랑했음을 고백한다. 그 고백을 듣고 난 아들은 한 인간으로서의 존엄한 아버지의 사랑에 감격하게 된다.

부부 싸움이나 부부간의 애정이나 그것을 아이들에게 직접 보임으로써 부모는 자녀들에게 인생의 깊이, 복잡성, 진실된 인생이란 것을 가르칠 수 있다.

근래에 들어 이혼률이 늘어나고 있는데 아이가 있다는 이유로 부부의 인연을 마지못해 억지로 유지하는 일도 많다. 그러나 부부가 억지로 그 관계를 유지할 바에는 아이들에게 슬픔과 불안을 주는 일이 있다 하더라도 차라리 이혼하는 것이 나을지도 모른다. 그러나 한때는 애정으로 서로 믿고 결합된 부부가 어째서 그 관계를 끊게 되는지 그 까닭을 아이들에게 이야기해 주어서 완전히 이해시킬 수만 있다면 아이들은 인생의 깊은 곳을 어느 정도 배우게 될 것이다.

누드 사진을 숨기지 말라

아이들이 누드 사진이나 그림을 보는 것을 굳이 말리지 않는 것이 좋다고 생각한다. 어떤 여류 연출가는 자기의 외아들에게 연인이 생겼을 때 걱정이 되어서 오랫동안 애태우다가 갑자기 아들이 목욕하고 있는 욕탕으로 자기도 알몸이 되어 아들 앞에서 자기의 알몸을 보이며

"잘 봐라. 이런 것이 바로 여자란다."

라고 말했다고 한다. 이것은 좀 지나친 일이라 하겠지만 어쨌든 어느 때 가서는 여자의 알몸을 알게 되고 육체적 교섭이 어떤 것이라는 것도 알지 않으면 안된다. 그것을 부자연스럽게 숨긴다는 일이 얼마나 나쁜 상상력을 기르고 나쁜 충동을 아이들에게 주겠는가.

어려서 본 나체화의 기억은 불건전한 것이 아니고 여러 가지 상상력과 정서를 길러주는 것이다. 어린 아이들에게 아름다운 것을 보이기를 꺼려하는 것은 오히려 부자연스러운 일이라 아니할 수 없다.

아이는 만드는 것이 아니고 낳는 것이라고 가르쳐라

아이를 낳으려고 할 때 어째서 아기가 세상에 태어나게 되는지를 아이들에게 직접 가르쳐 줄 필요가 있다. 다시 말하면 아이가 그냥 만들어지는 것이 아니고 부모들이 아기를 원하기 때문에 아빠와 엄마가 아기를 낳은 것이라는 것을 가르쳐 주어야 한다. 이것을 가르쳐 줌으로써 자기들도 부모가 만들어 낸 것이라는 것을

알게 할 수 있다.

최근에는 성교육을 실시함으로 해서 옛날과 같은 터무니없는 소리를 하지는 않게 되었지만 어쨌든 성교육에서처럼 구체적인 설명은 않더라도 아기를 낳는 것은 인간의 의지가 작용되고 그 의지가 행위로 옮겨져서 탄생된다는 것을 가르쳐 주어야 한다.

아빠와 엄마가 아기를 낳는다는 것을 가르치기 전에 아버지나 어머니가 얼마나 많은 유형무형의 준비를 하고 그 책임 능력을 다하여 많은 기대를 걸고 하나의 생명을 탄생시키는지를 가르치는 것이다.

이것을 가르침으로서 아이들은 인간의 생식과 번식이 다른 자연물과는 달리 의지작용에 의하여 이루어지는 것임을 알게 될 것이다. 그리고 이러한 의미로 이루어진 성행위라야만 인간의 무한한 계보를 유지해 나가는 것이라는 것을 느끼게 될 것이다.

이웃집에서 출생한 아이가 우연히 이웃집에 태어난 것이 아니라 이웃집 아줌마와 아저씨가 함께 만들어서 탄생한 것이라는 것을 인식하게 하는 것이다.

좋은 책과 나쁜 책을 가리지 말고 읽혀라

책이라는 것은 거기에 씌어진 사물 이외에 상상력을 인간에게 길러주는 힘을 가지고 있다. 그러므로 아이들이 어떠한 책을 읽든지 부모가 관여할 필요가 없다.

대개 소년 시절에는 모험소설을 많이 읽는다. 그런 것을 보면 아버지는 그런 책 대신 위인전, 영웅전 같은 것을 읽으라고 말한다. 그러나 아이들은 어른들의 말에 순종하지 않는다. 그런 아이들이 자라서 어른이 된다. 여기서 생각해 보면 어린이 마음에는 위인 전기이든 모험 소설이든 같은 종류의 정서를 길러주었다는 것을 알 수 있다.

어떤 저명한 심리학자는 "비록 외설이나 춘화도가 있는 책이라 하더라도 책이면 보여 주어라. 그것이 아이들의 장래에 나쁜 영향만 주리라는 것은 상상할 수 없다"고 했다.

트로이 유적을 발굴한 고고학자 슈리만은 소년 시절에 읽은 호머의 시집에 기록된 트로이 도시를 늘 생각하던 끝에 그 트로이 도시가 결코 전설이 아니고 존재했음에 틀림이 없다고 믿고, 드디어 저 유명한 트로이 발굴을 시작했던 것이다. 그의 저서 '고대사회의 정열'로써도 엿볼 수 있지만 세계적인 고고학자 트로이의 발굴자 슈리만을 탄생시킨 것은 한 권의 호머의 시집이었던 것이다. 책이란 작가의 정서가 담겨 있는 것이므로 약간 인생 경험을 가진 어른이라 해서 간단히 좋은 책이니 나쁜 책이니 가려낼 수는 없는 것이다.

상상력이란 현실적으로 없는 것을 생각하는 힘이다. 이 상상력이 현실에 대하여 어떠한 것을 촉매로 삼아서 작용하는지는 아무도 상상할 수 없다. 그러므로 인간의 상상력을 기르는 양식인 독서를 함부로 좋으니 나쁘니 말할 수는 없다. 더구나 진부한 통속적 도덕관념을 가지고 아이들의 독서를 제재한다는 것은 아이들의 장래성을 가로막는 것이 된다.

그리고 책이란 연령에 비하여 너무 늦은 것은 있지만 너무 이른 것은 절대로 없다. 가령 중학시절에 칸트의 '순수이성 비판'을 읽는다 하면 이해는 안될 것이다. 그러나 후년에 다른 철학자가 칸트를 인용한 부분을 읽는 때 어떤 것을 회상하게 되며 안 읽었던 것보다는 빨리 이해될 것이다.

아이들이 좋아서 읽으면 그대로 내버려 두는 것이 좋다.

아이들 앞에서 희노애락을 표현하고 얘기하라

아이들은 고민하고 있는 부모, 고통하고 있는 부모를 바라봄으로써 언제나 자애로운 눈으로 자기들을 바라보는 부모 이상으로 인간으로서의 아버지나 어머니를 알게 되고 동시에 부모에 대한 감사의 정, 또는 인간적인 공감을 갖게 되는 것이다.

우리는 어릴 때 어머니가 아버지와 다투다가 혼자서 울고 계시던 어머니, 무슨 일에 실패하여 아버지가 번민하는 모습을 보던 기억이 무엇보다도 오랫동안 머리에 남는다. 이러한 부모의 희노애락의 표정을 보고 자람으로써 아이들은 부모에 대하여 더욱 친밀감을 느끼게 된다.

필자는 아버지가 세상을 떠나시기 1년쯤 전에 하루는 심각한 표정을 하고 계신 것을 보고 왜 그러시느냐고 물었더니 입찰을 한 것이 있는데 그것이 제대로 안되면 큰 낭패라는 것이었다. 그때의 표정은 지금도 눈에 선하다. 그런데 얼마 뒤에 아버지가 일찍 집으로 돌아와서 나를 데리고 밖으로 소풍을 나갔다. 그때 며칠 전 일이 생각나서 입찰한 것이 어떻게 되었느냐고 물어보았더니 아버지는 미소를 지으며 입찰한 결과가 좋지 않았다고 말했다. 나는 이때 왜 아버지가 일찍 집으로 돌아와서 나를 데리고 밖으로 나갔는지 아버지의 심정을 알았다.

흔히 어른들은 불쾌한 감정을 아이들에게 나타내지 않는 것을 미덕으로 알고 있지만 실상은 어리석은 일이다. 참지 못하고 흘리는 부모의 눈물, 불안한 생각에 어쩔 줄을 모르는 부모의 모습을 봄으로써 아이들은 부모에 대하여 더욱 친밀감을 갖게 되고, 인간으로서의 부모에 대하여 공감을 갖게 된다.

범죄는 용서할 수 없지만 있을 수 있는 일이라는 것을 가르쳐라

아이들의 호기심은 신문이나 TV에 보도되는 범죄를 알아보려고 하는 것이다. 그런데 부모들은 흔히 그 죄를 저지른 어른과 같은 입장에 있는 자신을 간접적으로 감추려는 잠재의식이 있기 때문인지도 모르지만 아이들의 호기심을 없애 버리려고 하는 경향이 있다.

그러나 그것은 잘못이다. 그 범죄가 흔히 있는 살인이나 절도죄가 아니고 비정상적인 것이더라도 범죄라는 인간의 이상한 행위를 아이들에게 알려주어 인간이란 것이 무엇엔가 나갈 길이 막힌다든지, 심중에 이상이 생기면 아주 무서운, 어떤 의미로 보아서는 불가사의한 행위도 행할 수 있다는 것을 아이들에게 가르쳐주는 것이 좋다. 범죄를 경멸하기는 쉽다. 그러나 그 입장에 있게 되면 자기 자신도 그렇게 했었을지 모른다는 것을 부모로서는 대담하게 아이들에게 말해주는 것이 좋다.

누구나 다 범죄가 없는 세상을 바라겠지만 아이들에게 범죄에 대하여 가르치지 않는다는 것은 잘못이다.

사람이란 어떻게 생각하면 범죄하게 되어 있는 것이라고도 말할 수 있다. 이것은 아이들이 어느 정도 성장하지 않고서는 이해되지 않는 것이지만 범죄에 대하여 솔직히 아이들에게 말해주는 것이 그들을 위하여 좋은 것이다. 가령 집의 아이가 같은 또래의 다른 사람의 아들이 유괴가 되었다든지 그 집의 큰 걱정거리를 저질렀을 때에 부모는 아이에게 그 사정을 자세히 이야기해 줌으로써 그 두려운 일을 깨닫게 하고 아이 자신으로 하여금 자기의 지혜와 마음의 준비로써 그런 사건을 피할 준비를 하게 하고 또는 자기와 같은 또래의 아이가 그런 실수로 말미암아 그의 생애가 얼마나 비참하리라는 것과 인간은 그만큼 덧없는 것임을 알 수 있는 것이다.

우리들은 될 수 있으면 아이들을 위하여 부모의 대(代)에서 범죄가 없는 이상향을 만드는 일보다 더 좋은 것은 없지만 그것이 절대로 불가능한 것인 이상 인간 자신에 대한 기대, 희망을 하나하나씩 타개해 나가려는 생각, 인간은 그만큼 불안전하다는 것, 또한 아이들 눈으로 보는 인간에 대한 의혹, 불신, 그리고 자신이 가져야 할 자각을 갖게 해야 한다. 흔히 어른들은 주위에서 일어나는 범죄사건 같은 것을 숨기려는 경향이 있는데 그것은 큰 잘못이다.

세상은 인간이 범죄케 마련되어 있다고도 말할 수 있다. 그러므로 어른은 물론 아이들도 그 범죄에 대한 규탄자 또는 비판자의 입장에 서지 않을 수 없다.

치아를 보이며 웃으면 안 된다고 가르쳐라

자기가 실수를 해놓고 웃음으로 때우려는 사람이 있다. 직면한 사태를 애매한 웃음으로 얼버무려 보려고 하는 사람은 결국 자기 자신을 그 위험한 사태에서 구원하지 못한다. 실없이 많이 웃는 사람은 굳게 보이지 않는다. 아이들에게 부모가 자기 자신의 표현을 애매하게 얼버무리는 의미없는 웃음을 가르치지 않도록 주의해야 한다.

너무 웃지 않는 아이도 귀엽다고 할 수 없지만 10세가 넘어서도 쓸데없이 웃는 아이는 누가 보아도 아이 같은 정을 느끼지 못한다.

아무리 어린아이라 하더라도 그 아이로서 용기가 필요한 경우에는 웃지 않는다. 이를 드러내지 않고 입술을 다물고 웃음을 참음으로써 인간은 다른 일에 대한 의식을 막아 버리고, 목전의 목적에 대하여 자기를 집중시킬 수가 있다. 그렇지만 최후로 웃는 웃음은 보는 사람에게 강력한 인상을 줄 수 있다. 특히 사나이가 웃을 때는 어떤 사물의 결과에 대한 회심의 미소, 또는 실행하려고 하는 일에 대한 자신의 표현이 되어야 한다. 그 외에는 함부로 웃지 말아야 한다.

몇해 전에 세계 랭킹 3위인 알멘테로스라는 쿠바의 권투선수가 일본에서 대전한 일이 있었다. 당시 일본 선수가 겁을 먹고 그에게 달려들지 못하는 것을 보고 알멘테로스는 갖은 기교로 상대방을 유도하다가 상대방이 가만히 있으니까 흰 이를 내보이며 싱긋 웃었다.

이때 일본 선수는 그 웃는 얼굴을 보고 도전하게 되었다. 왜 싸울 생각을 하지 못하다가 도전하게 되었을까? 이를 드러내 보이고 웃는 것은 바로 무방비한 상태의 약점을 보여 주는 것이 된다는 증거가 된다. 일본 선수는 그 순간 상대를 얕보고 무모한 돌격을 하여 들어갔다가 눈깜짝할 순간에 넉아웃되고 말았다.

함부로 경솔한 표현을 해서는 안 된다고 가르쳐라

대양에서의 요트 경주는 스포츠라고는 하지만 갑자기 변하기 쉬운 바다의 사정 때문에 생사를 거는 모험이라고 할 수 있다. 갑자기 파도가 일 때 지도자가 어찌할 바를 모르고 있다고 가정하자. 이때 그 경주자들의 의견을 물어본다면 어떻게 될까? 즉시 대안을 내놓는 사람이 있다면 그는 미숙한 사람일 것이다. 능숙한 경주자일수록 의견을 묻는 지도자의 안색, 바다와 바람의 형세를 바라보면서 지도자가 직접 어떤 구체적인 의견을 내놓기 전에는 좀처럼 의견을 말하지 않을 것이다.

이러한 요트 경주에 있어서의 극한 상황은 인생의 한 축도라고 말할 수 있는 것으로써 요트에서 일어나는 일은 육상에서의 사회에 비할 수 있다. 어떠한 조직이나 기업에서든지 가볍게 자기의 의견을 말하는 사람은 대체로 그 상황을 정확히 판단하지 못하고 있거나 견식이 부족한 경우가 많다.

견식이 있고, 자기 자신의 의견을 가지고 있는 사람일수록 상대방의 의견을 침착하게 듣는다. 남자의 언행은 그 속에 남자의 능력, 책임을 지니고 있는 것이어야 한다. 자기에게 별 관계도 없거나 자기의 능력에 벗어난 일에 대하여 아무리 많은 말을 한다고 하더라도 그것은 의견도 안되고 헛된 말에 지나지 않는다.

사람됨과 그 인격, 그 그릇의 크기는 그 사람이 무엇을 얼마만큼 할 수 있느냐에 달려 있는 것이라는 것을 아이들에게 가르쳐야 한다.

전쟁 이야기를 들려주어라

인간이 하는 대부분이 그다지 선한 것이 못된다는 것을 인정하지 않을 수 없다. 인류사회가 평화롭고 동경하는 이상향이 된다는 것은 쉬운 일이 아니다. 물론 전쟁을 좋아하는 사람은 없다. 그러나 인간의 역사를 돌이켜보면 인간의 진보는 거의가 크게는 전쟁, 작게는 개인 대 개인의 다툼을 통하여 이루어진 것을 볼 수 있다. 캬롤 리드의 명화 '제3의 사나이'에서 황폐한 원의 폐허를 메리 고란드 위에서 내려다보면서 미국에서 온 값싼 인도주의 작가에게 그의 친구인 오존 웰즈로 분장한 제3의 사나이가

"보라. 역시 인간은 꼼질거리고 있다. 평화, 평화? 볼쟈가(家)의 전제(專制)는 빛나는 르네상스를 이루었지만 스위스의 평화가 만들어 놓은 것은 손목 시계뿐이다."라고 중얼거리는 장면이다. 여기서 인간이 이루어 놓은 냉엄한 진리를 엿볼 수 있다.

일본의 그 융성 발전은 일본이 무모하게도 일으킨 태평양전쟁이 없었다면 결코 있을 수 없었을 것이다. 전쟁이 정당했느냐 잘못되었느냐 하는 문제는 결국 역사관의 차이뿐이다. 공평하게 생각하더라도 전쟁에는 상대적으로 두가지 가치를 발견할 수 있다. 결국 전쟁은 많은 것을 파괴시키면서 새로운 것을 대량으로 창출해내는 힘을 발휘한다.

오늘날 각급 학교에서 가르치고 있는 편파적인 역사관에 의한 교육은 우리들의 가장 큰 교훈적 체험을 일방적인 가치 판단으로 가르치고 있는데 이런 잘못을 바로잡기 위해서라도 비록 사소한 일이라도 직접 당해 본 전쟁 체험 곧 태평양전쟁 같은 것에 대한 이야기를 아이들에게 들려 줄 필요가 있다.

지구의를 주어라

아폴로 11호가 달에 도달했을 때 도대체 우리 나라에서 얼마나 되는 가정의 부모와 자녀들이 그 장거리를 지구와 달을 포함한 큰 우주를 생각하면서 그 달 여행에 대해서 이야기했는지 모르겠다. 물론 이런 문제에 대한 반응이 아이냐 어른이냐에 따라서 다르겠지만 실상 이런 문제는 세대와 연령을 초월한 어른과 아이의 공통된 화제가 될 수 있다.

우주의 위성뿐 아니라 지구상에서 일어나는 큰 사건, 예를 들면 새로 일어난 전쟁에 대해서도 부모는 지구의나 세계 지도를 앞에

놓고 아이들과 그것을 전 지구적인 거리감각을 가지고 이야기할 것이다. 그렇게 함으로써 아이들이 외국에까지 가지 않고서도 지구에 있어서의 한국, 그 한국에 있어서의 자기를 느낄 수 있는 것이다.

지구의나 세계지도를 통하여 자기에 대한 인식이 자기가 속해 있는 국가와 사회 혹은 민족의 역사적 개성을 저절로 인식하게 되고 따라서 자기 나라와 자기 개인의 장래를 생각하게 할 수 있을 것이다.

진정한 세계인이란 외국이나 자기 나라 하나에 국한되지 않고 어디까지나 지구의를 통해서 자기의 현상을 파악하는데 있다. 그러므로 부모는 아이들은 가정에서 부모가 지구상의 문제를 지구의상에서 이야기해 줌으로써 실감과 친근미를 갖게 할 것이다.

골목대장으로 길러라

인생은 결국 싸움이다. 이 싸움은 어린 아이 때부터 시작된다. 그러므로 아무리 아이라 하더라도 싸움에는 이겨야 한다.

아이들의 세계에는 골목대장과 그를 따라다니는 아이가 있다. 그런데 적어도 내 자식을 장래에 인생 전쟁에서 승리할 수 있게 하려면 우선 골목대장이 되도록 길러야 한다.

어떤 아버지가 이렇게 말했다. "우리 둘째 아들은 신경질적이기 때문에 유치원에 다닐 때부터 아이들에게 늘 시달림을 받았다. 저는 저대로 자존심이 있어서인지 부모에게도 알리지 않았지만 나중에 알게 되었다. 나는 아이에게 어떤 아이가 또 짓궂게 굴거든 반항하고 만일 때리려고 하거든 이렇게 하라고 막아내는 방법을 가르쳐 주었다. 내가 가르쳐준 힌트란 소크라테스의 제자 알키

비아디스가 몸이 큰 상대와 싸울 때 힘으로 당하기 어려우면 물러서지 않고 사자와 같이 상대를 물어 뜯어서 이겼다는 에피소드였다. 그리고 상대가 무엇이라고 대들거든 '나는 라이온이다.'라고 말하라고 가르쳤다."

며칠 뒤 그 아이를 골려주는 아이와 충돌하게 되었단다. 아이는 배운 대로 상대의 귀를 잡아당기고 얼굴을 물어뜯어 이겼다고 한다. 그 후부터 그 아이는 자신을 얻어 유치원에 다니는 동안 계속 골목대장이 되었다. 그 애의 유치원 동급생들은 자기 어머니에게

"엄마, 저 애가 우리들을 못살게 괴롭혀"

하고 손가락질을 할 정도로 사람이 바뀌었다.

아이들이 다투는 이유는 단순하다. 그러나 싸우다가 이기느냐 지느냐에 따라서 어떤 경우는 일생에 잊지 못할 큰 상처를 받을 수도 있는 것이다. 그러므로 과히 나쁜 짓이 아니면 어떠한 지혜를 써서라도 아이들이 싸움에 이기도록 해주는 것이 부모의 의무라고 할 수 있다. 어쨌든 아이들에게 시달리는 아이가 되기보다도 아이들을 시달리게 하는 골목대장이 되도록 할 것이다.

사람은 누구나 생의 전쟁에서 절대로 이겨야 한다. 그것을 위해서 유형무형의 준비를 자녀들에게 시켜주어야 한다.

높은 곳에도 올라가 보도록 하라

어떤 유명한 군인은 두 아들을 어릴 때부터 곧잘 나무에 올라가게 했다고 한다. 높은 나무나 산에 올라가서 눈대중으로 어떤 목표물까지의 거리를 재어보아 실제 거리를 알아내는 훈련도 되고 또한 근방의 전체 지형을 알아내는데도 좋은 훈련이 되기 때문이다.

나무나 산이 아니더라도 지붕 위에 올라가게 하는 것도 좋다. 그렇게 함으로써 보다 넓은 인간 세계에 대한 인식을 넓혀줄 수 있는 것이다.

오늘의 획일적인 생활에 있어서 우리들이 잊어버리기 쉬운 것은 전체를 둘러보지 못하는 것이다.

아이들이 장래에 어떠한 직업을 갖게 되는지 모르지만 어떤 일에 책임을 지거나 사람을 통솔하는 위치에 있으려면 자기가 하고 있는 일을 넓은 시야로 보는 훈련을 쌓아야 한다.

나무나 지붕 또는 산과 바다를 바라보며 뜻을 넓히게 하고 세계에 대한 상상과 예감을 자극시켜주는 것은 매우 중요한 일이다.

먼 곳으로 심부름을 보내라

헬만 헷세는 "인간의 체험은 10세에 일단 끝난다. 그 이후는 그 체험을 먹으면서 산다"고 했다. 그러므로 부모는 아이들이 철이 들기 전에 여러 가지 체험을 아이들에게 시키는 것이 좋다. 그중에도 가장 귀하고 수확이 많은 체험은 고독이란 것이다. 아이들로 보면 인생을 쌓아 올리는 가장 기본적인 벽돌이라고 할 수 있는 고독감을 알기 쉽게 가르치는 방법은 아이들을 될 수 있는 대로 멀리 심부름을 보내는 것이다.

한 가지 목적, 한 가지 사명을 줌으로써 아이들은 그들대로의 지혜를 짜내어 용기있게 노력을 하고 자기의 사명을 다할 것이다.

아이로서는 약간 능력에 겨운 듯한 먼 거리로 심부름을 보내는 것은 유익한 경험과 인상을 남겨 주게 하는 것이다.

아이들이 어떠한 시대에는 '어머니 찾아 삼천리'라든지 '집없는 아이'라는 고독한 방랑소설을 어린 아이들도 본능적으로 공감을 가지고 읽는 것이다.

데찰트는 "여행하는 것, 모험적 항해를 하는 것, 다른 풍속과 사회 속에서 생활하고 있는 사람들을 심방하는 것, 그밖의 여러 가지 체험을 통하여 자기 자신을 시험해 보는 것이 사람에게 가장 귀중한 일"이라고 말하였다. 그러므로 혼자서 멀리 심부름을 보내는 것은 그 좋은 방법의 하나이다.

아이가 가슴을 두근거리며, 고독을 맛보고, 불안, 기대 또는 뜻하지 않은 사람들과 상대하게 되어 교섭하게 하는 것은 아이에게 귀중한 정신적 재산을 주는 것이다.

최근에 외국에 가 있는 부모와 만나기 위하여 어린 아이 혼자 비행기에 태워 단지 안내양의 인도를 받아 가게 하는 일이 있는데 어떤 의미로는 아이에게 귀중한 인생 체험을 주는 것이라고 할 수 있다.

혼자 집을 지키게 하라

앞에서 말한 바도 있지만 아이들에게 적극적인 자세로 고독감을 주고 거기서 많은 것을 배우게 하기 위하여 먼 곳으로 심부름을 보내는 것도 좋지만 어른들은 다 나가고 아이 혼자서 집을 지키게 하는 것은 자동적으로 고독을 느끼게 하고, 자기 책임인 집과 자기보다 어린아이에 대한 책임을 자각하게 하는 것이다. 이것은 마치 부모가 조종하던 자동차나 비행기를 조종하는 것과 같아서 비록 어리지만 자기 책임을 맡은 이상 제 나름대로 핸들을 잡고 어떻게 해서든지 자동차나 비행기를 운전하게 되는 것이다.

아이들이 혼자 집을 지키게 되면 여러 가지 상상력이 일어나게 되고, 책을 읽게 된다. 여기서 한 가지 주의할 것은 TV나 라디오를 끄고 나가는 것이다.

혼자 있게 되면 자연히 심심해서 책을 읽을 뿐 아니라 아버지의 서재, 어머니의 장 같은 것도 둘러보는 중에 어른들의 세계를 엿볼 수도 있게 된다. 그리고 부모나 다른 가족들과 함께 있을 때와 집에 혼자 있을 때는 자기 집이나 가정 생활에 대하여 새로운 인식을 줄 것임에 틀림없다.

비록 어른이 되어 혹 직장에서 숙직을 하느라고 혼자서 직장을 지키게 되면 낮에 분주히 일할 때와는 달리 새로운 감회를 갖게 되고 그 직장에서의 자기의 위치를 다시 바라보는 기회가 된다는 것은 우리가 흔히 경험하는 바다.

자기 노력으로 돈을 벌 수 있도록 가르쳐라

아이젠하워의 회고록을 보면 그는 10세 소년 시절에 그의 어머니가

"네가 공부하기를 원한다면 네가 번 돈으로 공부할 생각을 않으면 성공하기 어렵다. 사람은 누구나 자기의 이마에서 땀을 흘려야만 성공을 할 수 있다."

고 말했다고 한다.

이것은 서양인 가정의 보편적인 경향이다. 그들은 집에서도 자녀들에게 일을 시키면 그에 상당한 보수를 준다. 곧 사람은 누구나 일해야 되며 일하면 그만큼 보수가 있다는 것을 어릴 때부터 가르치는 것이다.

일본의 유명한 소설가 엔도우라는 사람은 아들이 초등학교에 들어가면 여름방학 동안에 일을 시킨다. 초등학교 1학년 때는 남의 집 어린아이를 보게 하고, 5학년까지는 호텔에 보내어 청소부

가 되게 한다. 실상 그에 대한 보수는 엔도우 씨 자신이 호텔에 주어 아들에게 주게 하는 것이다.

부모는 이러한 정신으로 아이들에게 노동의 신성함과 그에 대한 보수의 귀중함을 체험하도록 해야 한다.

약점을 공격하지 말라

아이들이 자기 약점을 강하게 의식하는 것은 그 당시뿐 아니라 일생을 통해 잠재의식에 깊은 상처를 주어 큰 부담감을 갖게 된다.

어릴 때부터 용기를 갖게 하고 조그만 일도 속이는 일이 있어서는 안 된다고 가르쳐야 한다. 어릴 때 어떤 약점을 갖게 되면 평생 죄의식에 빠지기 쉽다. 또 그 약점을 이용하여 겁먹게 하는 것은 큰 상처를 주는 것이다.

아이들은 어디까지나 자연스럽게 양육하여서 건전한 어른으로 길러야 한다. 그러므로 천둥 번개라든지 깜깜한 밤에 장난 삼아서라도 놀라게 하거나 몹시 꾸짖어서 기를 펴지 못하게 해서는 안 된다.

우리 나라 가정에서는 자녀들을 지나치게 보호하는 듯하지만 때로는 자녀에게 너무 신경을 쓰지 않아 상처를 주는 일이 많다. 가령 어려서 머리를 감기 싫어하는 아이가 있다고 하자. 그것을 어려서 고쳐주지 않고 그대로 버려두면 나중에 커서도 헤엄칠 때 물에 얼굴 대기를 싫어하게 되고 따라서 헤엄을 치지 못하게 될 것이다. 이렇게 되면 다른 아이들과 사귈 때 일종의 스트레스가 생기고 공연한 일에 신경을 쓰게 된다.

장성한 다음에는 단점을 일러주고 고치도록 하는 것이 좋지만 어린 아이는 그의 약점을 애기해주면 도리어 열등감이 생겨서 공연한 공포증 내지는 우울증을 일으키게 만든다. 그러므로 아주 심한 약점이 아닌 바에는 말하지 말고 은근히 고치도록 지도할 것이다. 약점을 지적하기 보다는 그의 장점을 말해 주어 자부심과 자신을 갖게 함으로써 알지 못하는 사이에 그의 약점을 극복할 의욕을 갖게 할 것이다.

인생에 대한 적극적인 자세는 자기의 결점이나 약점에 대한 인식에서 생기는 것이 아니고 장점에 대한 자부심에서 생기는 것이다.

단체 운동을 시킨다.

사람은 누구나 사회생활을 하게 되며 그 사회에서 자기가 감당해야 될 책임과 의무가 있다. 자기가 자기의 책임과 의무를 다함으로써 그 사회는 제대로 유지되어 나갈 수 있다.

가령 축구를 할 때 공이 구르는 것을 보고 어떤 다른 멤버가 잡아 차겠지 생각하고 그대로 둔다면 그 공은 자기의 꼴로 들어가서 지게 될 것이다. 다시 말하면 한 사람의 게으름으로 인하여 팀 전체가 패하게 된다. 그러므로 아이들을 단체 경기를 시켜서 팀웍이 얼마나 중요하다는 것을 훈련시킬 것이다. 근래에 아이들에게 태권도, 피아노, 바이올린 같은 소위 일인일기를 가르치는데 관심을 두는 부모들이 많다. 그러나 축구, 야구, 농구와 같은 운동 또는 단체적인 유희 등으로 협동정신 단결심 등을 훈련시키는 일은 별로 없다. 단체활동을 시키는 것이 필요하다고 생각된다.

남자에게 잔일을 시키지 말라

남자는 부엌에 들어가서는 안된다는 말이 있다. 아이들 특히 사나이들에게 부엌일과 같은 너무 자질구레한 일을 시키지 않도록 하는 것이다.

근래에 마이홈 사상이 풍미하여 남녀의 구별 없이 아이들에게 접시를 닦게 한다든지 반찬을 만드는 일까지 시키는 것을 좋게 여기는 모양인데 그것은 잘못이다.

가정은 확실히 온 가족이 일치 단결함으로써 잘 운영될 수 있는 것이지만 가정에 있어서의 협조가 어머니가 할 일을 사내 아이들에까지도 시켜야 된다는 것은 아니다. 온 가족이 자기의 할 일을 자기가 하는 것이다. 어머니가 아이들의 방을 청소해 준다든지 아들이 부엌에 들어가 설거지를 하는 것이 아니다.

어쨌든 여자는 여자다운 일, 남자에게는 남자다운 일을 하게 함으로써 가정이 원만하게 운영되는 동시에 장래의 사회인으로서의 훈육을 받도록 할 것이다.

아버지에 대한 불만

뭐니뭐니 해도 아버지가 가정의 핵심이다. 그러나 그 입장으로 보아 자녀에 대해서는 아버지가 어머니보다 거리가 멀다. 그렇지만 좋은 가정을 운영해 나가자면 아들은 어머니보다도 거리가 먼 아버지와 교류하는 것이 절대로 필요하다. 자녀들은 어머니에게는 무엇이든지 적당히 말해서 통할 수 있지만 아버지에 대해서는 자기의 감정을 분명히 표현하지 않으면 자기를 이해해주지 않는다는 인식을 확고히 갖도록 해야 한다.

그런데 아들이 아버지에게 표현하기 쉬운 감정은 아버지에 대한 불만이겠지만 상대가 아버지이므로 그것을 억누르기보다 아버지에 대한 불만이나 원망을 솔직하게 말하게 하여 아버지는 아버지의 입장에서 그와 대결함으로써 보다 긴밀한 부자관계를 맺게 되면 피차의 이해가 깊어질 것이다. 아버지는 어머니와 달라서 주로 가정 밖에 있으므로 어머니보다는 간접적이고 어머니에 비하여 상당히 자녀들에 대하여 고독한 존재이다. 아들도 또한 아버지에 대하여 거리가 멀다고 생각하기 쉽다.

어머니는 단지 어머니뿐이지만 아버지는 언제나 가정에 있어서도 가정 밖에 있는 공인으로서의 입장을 취하지 않을 수 없다는 것이 자녀들과의 사이가 멀어지기 쉬운 것임을 늘 염두에 두어야 한다. 이것이 바로 자녀들과의 사이에 간격을 두게 하는 것인데 이것을 원망스럽게 여겨서 무너뜨리려고 하는 것은 자녀들이다. 이때 아버지는 자녀들이 하는 것을 막아서는 안 된다.

아이의 불량성을 억지로 말리지 말라

아이들에게 불량성이 있다는 것과 아이들이 불량하다는 것은 전연 다르다. 그것은 분별하는 것이 부모의 의무이고 이로써 자녀와의 진정한 이해도 이루어질 수 있다.

아이들의 불량성 중에는 부모가 가지고 있는 획일적이며 세속적인 도덕성, 통속성에 대한 반역성이 들어 있고 부모로서도 찾아낼 수 없는 강한 개성이 있다. 불량성의 싹이 그대로 자라서 불량하게 되어서는 안되지만 그 불량성의 싹에는 실상 아이가 불량하게 성장하게 하는 요소 이외에 어떠한 큰 가능성도 숨어 있다는 것을 알아야 한다.

역사상 이러한 예를 많이 볼 수 있다. 부모가 이해하는 가운데 자라나는 자녀의 불량성이란 진정한 불량성이라고 말할 수 없다.

가령 아이가 너무 사납다든지, 성미가 급하다든지 하는 것은 보통 불량성이라 할 수 있겠지만 그러한 성품을 잘 이해하고 기르면 도리어 대성하는 요소가 될 수 있는 것이다.

아이들의 불량성이 반도덕적인 것도 있지만 도덕을 초월하여 현재의 질서나 가치관에 반항하고 종래의 문명 문화를 변혁시키는 큰 일을 할 수 있는 바탕도 될 수 있는 것이다. 인간의 문명은 어느 시대나 이러한 강한 개성에 의하여 생겨난다는 것을 잊어서는 안된다. 가령 자기가 능력이 없는 부모라 하더라도 아들이 부모에게 강하게 배반되는 것을 가지고 있을 때 오히려 그것은 마음 든든한 일이다.

아들이 불량성이 있다 해서 그것으로 기분을 상하게 하거나 그 순간을 넘겨 버리려고 하지 말아야 한다. 이것은 인간 사회에 있어서는 큰 가능성을 어리석게도 죽여버리는 결과를 가져온다.

마음껏 뽐낼 수 있도록 하라

아이들이 조금 철이 들기 시작하면 다른 사람에게는 숨기지만 자기 자신은 은근히 뽐내 보려는 생각을 갖게 된다.

대개 어릴 때는 뽐내 보려는 허영심으로 신분에 맞지 않는 책을 읽거나 학교에서 가르치지도 않는 제2, 제3 외국어를 공부한다든지 미술이나 음악과 같은 예술적 분야에도 관심을 갖는다. 그것이 그 아이의 실제 목적은 아니라 하더라도 다른 사람의 강제에 의해 행해지는 경우와 달라 자신이 뽐내는 생각으로 하는 일이면 그다지 힘들이지 않고 도움이 되는 학습을 할 수 있다.

허영적이라고 하는 것은 인간의 보다 높은 특성을 보여주는 것으로 자기를 현재 이상의 것으로 보이려고 하는 인간적 정열이다.

그것은 가장에 불과한 것일지 모르지만 끝까지 가장을 한다면 그 사람의 본성과 가장을 구별할 수 없게 된다.

자기 아이들에게 특별한 재능은 찾아볼 수 없다 하더라도 뽐내려는 생각이 있다면 그것이 없는 아이들보다는 강한 잠재 능력을 가지고 있다고 할 수 있다.

어린이로 천재였던 인물의 이야기를 들려주라

앞에서도 말한 바 있지만 아이들은 아이들대로의 뽐내려는 생각이 있고 어른이 놀랄 만한 경쟁심이 있다.

아이들에게 친근한 것은 무엇보다도 자기 또래의 아이들이고, 그중에도 자기보다 조금 나이가 많은 아이이다.

어른이 아이들에 대해서는 아무래도 거리가 멀고 약간 이질적인 사람인 것처럼 생각한다. 그러므로 아이들의 경쟁심이나 허영심을 자극하고 아이들과 같은 또래 적의 천재였던 인물 이야기를 들려주는 것이 효과적이다.

소년들은 누구나 자기에게는 다른 사람과 다른 천재적 기질이 있다고 여기고 있다. 그러나 대개는 그것을 발견하여 발휘하지 못하고 만다. 천재가 아닌 사람도 어릴 때부터 노력함으로써 보통 사람 이상의 큰 성과를 거둘 수 있는 것이다.

이것을 격려하기 위해서는 시인 란보, 문학자 라디게, 음악가 모차르트 같은 천재들이 역사적으로 공헌한 것을 이야기해 주는 것이 좋다.

천재적인 수학자 가우스는 초등학교 시절에 선생이 1부터 10까지 보태기를 시켰는데 다른 학생은 모두 1부터 하나씩 보태어 가는데 가우스는 1부터 10까지 가로 쓰고 그 밑에 거꾸로 10부터 1

까지의 숫자를 써서 아래위의 어느 것을 합쳐도 11이 되는 것을 알아내어 11이 10개는 110이며 그 반이면 55라는 것을 즉시 대답했다고 한다.

이렇게 실재했던 인물중 자기와 같이 어린 시절에 천재적인 재능을 가졌던 사실을 이야기해 주면 소설이나 어떤 극중의 인물과 같은 환상적인 것보다도 실감을 주어 아이들로 하여금 자기의 개성적인 재능을 찾아내려고 하는데 큰 격려가 될 것이다.

친구가 없는 것을 책하지 말라

아이들은 다 저대로의 마음에 맞는 친구를 사귄다. 그런데 때로는 자존심이라든지 심술을 부리느라고 주위의 아이들과 사귀지 않고 고독하게 지내려고 하는 경우가 있다. 이런 경우 아들의 심정을 부모로서는 이해할 수 없다. 이런 때에 "왜 다른 아이들과 놀지도 않느냐"고 다그치면 도리어 아이들에게 마음의 상처를 주기 쉽다.

어떤 사람이 이렇게 말했다.

"나는 중학 시절에 어떤 이유로 한 친구가 급우들에게 미움을 받기에 그 친구를 감싸주었더니 그 친구까지도 다른 급우들과 어울려 나를 미워하게 되어 결국 나 혼자 외톨박이가 되었다. 나는 기분이 나빠서상급생과 사귀게 되었다. 내 자신이 우쭐한 생각이 들고 얻는 바도 있게 되어 날이 갈수록 동급생들과는 점점 사이가 멀어지게 되었다. 그러므로 나의 부모들이 보기에는 친구가 거의 없는 것처럼 보였다. 그러나 나로서는 오히려 외톨박이가 됨으로서 새로운 개성을 찾아낼 수 있었다"고.

교제 상대에 지나친 신경을 쓰지 말라

아이들이 사귀는 친구에 대하여 부모가 지나치게 관여하는 것은 좋지 않다. 아이들은 그들대로의 자존심과 자부심을 가지고 자기가 좋아하는 것을 즐기며 친구나 장난감을 선택한다. 그러므로 노는 상대로서 좋은 아이니 나쁜 아이니 하고 부모가 친구를 골라 주려고 하는 것은 좋지 않다.

한 소년이 시골에 살 때였다. 이웃에 마차를 끄는 집에 아주 친절한 사람이 있었다. 그 소년은 그 집에 놀러 가는 것을 좋아하였다. 어머니는 그 집에 놀러가는 것을 못마땅하게 생각하여 늘 말리곤 했다. 그것은 신분이 다르다느니 지식 정도가 낮다느니 하는 이유에서였다. 그런데 하루는 그 집에 소년의 동생이 놀러 갔다가 이를 옮겨 왔다. 그때 마침 출장 갔다 돌아오는 아버지를 역으로 마중 나갔다가 아버지가 그 아우를 덥썩 안으니까 순진한 아우는 무슨 자랑이나 되는 듯 이웃집에 놀러 갔다가 이를 옮겨왔노라고 큰소리로 지껄이는 것이었다. 가족은 물론이고 주위 사람들까지 와하고 웃고 말았다. 그 소년은 그 집에 놀러 가는 것을 굳이 말리시던 어머니에 대하여 통쾌한 생각까지 들었었다고 고백했다.

소년은 그 집에 가서 노는 동안 아버지나 어머니가 좋지 못한 버릇으로 생각할 일들을 배웠다. 상스러운 말, 노름하는 것, 심지어 남의 것을 훔치는 것까지 배웠다. 그러나 이러한 일들은 사람으로서는 모두가 체험하게 될 것들이었다.

아이들은 아이들대로 어른보다 순수하고 예민한 정의감과 도덕심을 가지고 있는 것이다. 교제하는 상대가 자기에게 적당하냐 부적당하냐 하는 것은 누구보다도 아이들 자신이 판단할 수 있는 것이다.

물건 부수는 것을 억제하지 말라

새로운 것이 창조되기 전에는 반드시 분석이 있다. 분석은 어떤 의미로는 파괴의 일종이라고도 할 수 있다. 가령 새로운 자동차를 만들어 내려면 자동차 회사는 다른 우수한 차를 사들여서 그것을 완전히 분해해 보는 것이다.

아이들이 새로 사 준 장난감을 부수는 것은 창조 본능의 발로라고 할 수 있다. 물론 충동적인 파괴 본능은 아이들의 특성의 하나이기도 하지만 그 파괴 본능 뒤에는 속에 감추어 있는 것을 찾아내어 무엇인가 알아보려고 하는 창조력이 작용하고 있다는 사실을 잊어서는 안 된다. 또 잘 정돈해 놓은 정원을 망쳐놓는다든지 깨끗한 벽이나 창을 더럽혀 놓거나 낙서를 하는 것은 파괴 본능이라고도 할 수 있겠지만 그 이면에는 순수한 인간으로서의 기성 질서에 대한 반역이라고도 생각할 수 있다.

앞에서도 말한 바 있지만 인간의 문명과 역사라고 하는 것이 새로 세워지고 진보되어 가는 것은 인간의 기성 질서에 대한 반역과 파괴 본능을 발휘한 창조성에 의한 소산물이라고 볼 수 있다. 부모는 말하자면 아이들 이전 세대의 사람들이고 기성 질서 속에서 안주하고 있는 인종에 지나지 않는다. 그렇다면 자녀들은 어느 의미에서는 기성질서를 깨뜨리고 부모들의 앞으로 달려나감으로써 인간 전체의 진보에 공헌할 수 있다. 그러므로 아이들의 충동 본능을 강압하는 것은 결국 인간의 자연적 발육 발전을 억제하는 것이 된다. 아이들이 물건을 깨뜨리고 더럽히는 것을 억제하는 것은 인간의 순수한 원형인 아이들을 아이들대로 살지 못하게 하는 것이다. 새로 사다 준 장난감을 깨뜨리지 않고 언제나 깨끗하게 가지고 있는 아이는 순진한 아이라고 할 수 없다.

옷을 더럽게 입는다고 해서 아이들을 몹시 꾸짖는 어머니가 있는데 이런 어머니들은 아이에게 입힌 양복이 부모된 자기 자신을 드러내려는 것에서 오는 허식에 지나지 않는다. 이런 어머니가 입힌 양복은 결국 아이에게는 성가신 것에 지나지 않는다.

실상 아이들의 옷에 뚫린 구멍이나 묻어 있는 흙투성이는 그 아이가 얼마나 아이답다는 것을 보여주는 것이다. 아이들은 다른 애들이 입고 있는 옷이 찢어졌거나 더러운 것을 입었다고 하여 흉 보거나 업신여기지 않는다. 그것은 어른들이 가르쳐준 탓이지 아이들 자신들로서는 별로 문제 삼지 않는 것들이다.

제 멋대로 놀게 두어라

부모들은 아이들의 장난감 하나를 사더라도 교육적이거나 어떤 학습에 준비가 될 만한 것을 택하려고 한다. 그러나 장난감이 복잡한 구조로 되어 잇으면 아이들의 유희의 본능에는 부적당한 것이다. 그래서 얼마 동안 가지고 놀다가 버리게 된다.

장난감 전화기나 자동차보다는 막대기가 유희의 창조력을 자극하고 그것이 오히려 복잡한 유희를 생각해내는 일이 많다.

아이들은 어떠한 상황에 있어서도 저희에게 맞는 장난을 생각해내어 그것으로 재미있게 논다. 선직국의 대도회지나 미개한 나라의 벽지에서나 아이들은 저들대로의 장난감이 있고 또 재미있게 놀 수 있다.

옛날에는 아이들에게 놀거리를 별로 주지 않았다. 그래서 아이들은 여러 가지 장난거리를 생각해 냈다. 사실에 있어서 세상에서 어린 아이들만큼 없는 데서 있는 것을 만들어내는 데 특별한 재간을 가진 사람이 있을까. 어른이 주는 장난감, 어른이 가르쳐주는 놀이는 아이들의 창조력, 행동의 분방(奔放)함에 방해밖에 되지 않는다.

가령 사방치기, 숨박꼭질, 술래잡기 따위의 놀음은 세계 각국에 공통되는 가장 소박한 것이기도 하고 변화가 많은 놀이인데 이것을 맨 첨음 생각해낸 것은 아이들일 것이다. 그것이 아이들 놀음에 얼마나 스릴이 있고 재미있는 것인가.

어쨌든 어린 아이들의 장난삼아 하는 놀이를 어른이 직접 간섭하지 않는 것이 좋다. 다만 어른으로서 할 일은 아이들이 놀기 위한 시간과 장소를 제공해 주는 것이다.

일에 열중하고 있을 때 자라고 재촉하지 말라

칸트는 일생 동안 자기가 살고 있는 쾨니스벅 시에서 수십 마일 밖은 거의 나가본 일이 없다 한다. 그만큼 그 도시 사람들은 대철학자인 칸트를 친척 못지 않게 잘 알고 있었다. 칸트는 무엇을 열심히 생각할 때에는 지나가던 상점에서 무의식중에 무엇을 들고 집에까지 가서야 그것을 깨닫고 도로 상점으로 돌려보냈다고 한다. 한번은 앵무새가 들어 있는 새장을 들고 가는 것을 사람들이 보고 남의 것을 훔쳤을 리는 만무하고 무엇을 깊이 생각하고 있는 중이구나 하고 그대로 두었다는 것이다.

이것이 바로 칸트의 개성과 주위 사람들의 동조로써 위대한 사상가를 배출시킨 좋은 예라고 하겠다.

가정에서 부모들도 아이들에게 이러한 태도를 취해야 한다. 공부를 하거나 장난을 하거나 열중하고 있을 때는 방해를 해서는 안된다.

잠자는 것뿐이 아니라 식사 시간이라든지 심부름을 시키기 위해서 방해하는 것도 삼갈 것이다.

아이들은 마치 단거리 선수와 같다고 할 수 있다. 아이들은 정신을 집중함으로써 한 시간에 훌륭한 성과를 거둘 수 있는 것이니까 그것을 방해한다는 것은 내면적 발육을 저해하는 결과가 된다.

방 청소를 해주지 말라

아이들은 어질러놓기를 잘한다. 그 반면에 부모들은 정돈된 생활을 하라고 귀찮게 생각하리만큼 타이른다. 그래서 아이들과 부모 사이에 은연중에 갈등이 생긴다.

잘 정돈되어 있는 어린이 방은 자연스럽지 못하다. 어수선하고 지저분한 어린이 방이야말로 아이들의 본래 모습이며 파괴성과 창조성을 보여주는 증거이다.

어린이들은 저희가 쓰는 방이 아무리 지저분하더라도 저희들에게 진귀하다고 생각되는 손님이라도 오게 되면 놀기에 적당할 만한 장소만은 얼마든지 마련하게 되는 것이다. 그리고 제가 보기에도 방이 지저분하다고 느껴질 때에는 어른이 시키지 않더라도 어른이 갑자기 웬일인가 싶을 만큼 저 스스로 쓸고 닦고 하는 것이다. 더구나 저에게 정다운 친구라도 오게 되면 깨끗이 청소하고 모든 것을 정돈해 놓으며 때로는 화분이나 어항 같은 것으로 방을 장식해 놓기도 한다. 그러므로 어른이 어린이의 방을 청소해 줄 필요는 없는 것이다.

효도할 시간이 있거든 제 일이나 잘 하도록 하라고 가르친다

부모에게 효도하는 것은 마치 옛날 풍습이나 따르라고 하는 것처럼 생각하는 경향이 있다. 세상이 아무리 변하다 하더라도 부모는 어디까지나 자녀의 보호자이고 자녀는 피보호자이다. 자녀로서 자기를 위하여 희생적으로 봉사한 부모에 대하여 감사의 정을 가져야 함은 자연스러운 것이다. 어버이날이니 어머니날이니 하여 그 날만은 부모에게 효도해야 된다 하여 형식적인 효도를 하도록 하기보다는 그 시간에 저 할 일이나 잘하도록 가르칠 것이다. 실상 자녀로서 부모에게 가장 효성스러운 것은 자기가 할 일을 잘하는 것이다. 형식적인 효도를 하게 하는 것은 어린이의 특성을 말살시키는 것밖에는 안 된다고 말할 수 있다.

VI

아이를 지혜롭게 기르는 유대식육아법

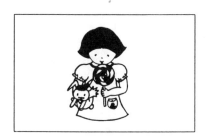

'남보다 뛰어나라'보다 '남들과 다르게'

▶ **아인시타인은 8세까지 열등아였다.**

유대인들의 어머니들은 예외없이 '가정교사'들이다.

영어의 (JEWISH MOTHER, 유대의 엄마)란 말은 여러 의미를 포괄하고 있는데 그중 하나가 '어린이에게 학문(學問)의 필요성을 귀찮도록 시끄럽게 말하는 엄마'란 의미이다. 그러므로 유대인은 이 말을 들을 것 같으면 그다지 탐탁하게 생각하진 않지만, 한편으로 그것은 어머니로서 당연한 의무라는 생각도 갖는다.

예를 들면, 구약 성경의 (출애굽기) 19장에 다음과 같은 말이 있다.

"모세가 하나님 앞에 올라가니 여호와께서 산에서 그를 불러 가라사대 너는 이같이 야곱 족속에게 이르고 이스라엘 자손에게 고하라."

야곱은 유대인의 조상이며, 하나님이 후에 유대인 생활 풍습과 법의 기본이 되는 십계(十誡)를 유대인에게 가르치라고 모세에게 명하셨는데, 중요한 점은 하나님이 처음에는 이것을 아주 부드럽게 이야기했다가 나중에는 대단히 단호하게 다시 한번 강조했다는 사실이다. 이 일로 인하여 십계의 구상(構想)은 먼저 여성에게 주어졌고, 다음으로 남성에게 주어졌다고 랍비(유대교의 율법사)들은 생각했다. '야곱의 집'이라고 한 말이 히브리어로 온화하고 여성적인 느낌으로 발음되는 것으로도 그것은 수긍이 가는 일이다.

하나님의 가르침을 최초로 받은 여성은 그것을 가족에게 전할 의무를 띠게 되었었다. 여성이야말로 최초의 교육자이며, 어린이를 가르치는 것은 여성이라는 자부심을 유대의 어머니들은 가지고 있었다.

그러나 여러 모로 동양의 어머니들과 유대의 어머니들과는 상이한 점이 있는 듯하다. 예를 들면, 우리 어머니들은 이웃집 어린이가 피아노를 배운다고 하면 피아노를, 또 모두가 일류 학교에 눈독을 들인다고 하면 우리 아이에게도 똑같은 걸 시키려고 한다. 그리고 대부분 "남보다 뛰어나거라, 남을 앞질러라"하며 다그친다. 그러면서도 어린이에게 꼭 붙어 앉아서 공부하라고 강요하는 일은 거의 없다. 피아노는 학원에, 공부는 학교에 맡긴 것으로 끝난다. 또한 유치원에 다닐 때쯤부터 대학은 어느 대학으로 보낼 것이냐는 원대한 계획까지 세운다.

그러나 유대인들은 어린이에게 남보다 앞질러 뛰어라가 아니라 남들과 무엇인가 다르게 하라고 가르친다. 유대 어머니들이 자녀 교육에 자주 쓰는 인용어 중 하나에 '아인시타인은 8세까지 열등아였다.'란 말이 있다.

아인시타인이라면 물론 상대성 이론(相對性 理論)을 발견한 세계적 물리학자 알베르트 아인시타인을 가리키는 것으로 그는 유대인이었다. 그러나 어렸을 때 그는 정신적 발육이 부진하여 네 살 때까지 그의 부모는 그를 저능아로 알았다고 한다. 학령기가 되어서도 머리의 회전이 늦고 비사교적이어서, 초등학교 1학년 때 그의 담임 선생님은 "이 어린이로부터는 아무런 지적 업적도 기대할 수 없다."는 기록을 남겼다. 나중에는 그가 클래스에 있으면 다른 학생에게까지 방해가 된다는 이유로 더 이상은 취학시킬 수 없다고 하여 부득이 퇴학을 하지 않으면 안 되었다고 한다.

지혜에 지면 매사에 진다

유대의 격언에 '만약 네가 살아남고 싶다면 먹는 것으로도, 마시는 것으로도, 댄스를 하는 것으로도, 또 일하는 것으로도 되지 않는다는 것을 알아야 한다. 오직 지혜를 갖는 것에 의해서만 살아 남는다.'라는 말이 있다.

역사가 시작되면서부터 타국의 박해 속에서 몸을 보존해야 했던 유대인에 있어서 머리 속에 비축된 지혜가 없었더라면 그 민족은 이미 멸망했으리라는 것은 상상하기 어렵지가 않다. 예를 들면, 중세 유럽의 유대인은 토지의 소유를 금지당했고 직능별 조합인 길드에 가입하는 것마저 할 수가 없었다. 유대인이 취업할 수 있는 직업이 있었다면 의사와 방랑자 뿐이었다고 한다. 교육을 받아 의사가 되어 정착하느냐, 아니면 어느 땅에서라도 활용할 수 있는 지혜를 배워 각지를 돌면서 상업을 하느냐밖에 없었다는 말이 된다. 그들에겐 오로지 지혜만이 의지할 대상이었던 것이다.

유대교의 성전 탈무드에, 유대인의 유일한 재산은 곧 지혜란 점을 나타내는 우화가 몇가지 있는데 그중 하나를 소개하면 다음과 같다.

큰 부자만을 태운 배에 한 사람의 랍비가 탔다. 부자들은 서로 자기들의 재산을 비교하고 있었다. 부자들이 랍비에게 당신도 가진 것이 있으면 자랑해 보라고 했다.그 랍비는 "가장 유복한 사람은 저라고 생각합니다. 제가 가지고 있는 재산은 이곳에서는 보여 드릴 수가 없군요."라고 말했다.

얼마 안되어 배는 그만 해적의 습격을 받아 부자들은 가지고 있던 재산을 몽땅 빼앗기고 말았다. 그러나 랍비에게서 지혜만은 빼앗아가지 못했다.

배가 항구에 도착하게 되자 사람들은 이 랍비의 지혜를 인식하게 되었고, 그는 곧 학교를 설립하여 학생을 가르쳐 큰 부자가 되었다. 함께 여행했던 부자들은 거지가 되어서야 비로소 랍비가 한 말의 의미를 이해하게 되었다. '지혜가 없는 자는 매사에 뒤진다.'라는 속담대로, 지혜가 없는 부자는 결국 아무 것도 없다는 말과 똑같은 셈이 된다.

배우는 것은 꿀처럼 달다

어린이가 책을 멀리하려는 책임의 태반은 어른에게 있다고 생각된다. 이 문제에 대해서 일본에서는 공부는 하지 않으면 안 되는 것, 학교나 유치원은 다니지 않으면 안 되는 곳이라고 대부분 생각하고 있고 있는 듯하다.

그러므로 어린이는 당연히 의무감에 사로잡히게 될 것이다. 의무만큼 부담스러운 것도 없다. 할 수 없어서 억지로 가는 곳이 좋아질 리는 없을 것이다. 공부하기가 싫다고 항의하면 어른들은 모두 하기 싫어도 해야 된다는 식의 밀어붙이기 강요를 하는 까닭에 어린이들은 더욱 책을 멀리하려는 악순환을 계속하고 있는 것은 아닐까?

유대인의 눈에는 이런 일들이 신기하게 보일 수밖에 없다. 왜냐하면, 원래 인간에게 있어 배움이란 즐거운 일이라고 그들은 늘 들어 왔기 때문이다. 장차 나아갈 길을 스스로 열어 지혜의 체계를 만든다는 것은 퍽 즐거운 일이 아니겠는가. 일본에서는 초등학교 과정 6년, 중학교 과정 3년간을 의무교육으로 실시하는데, 일본의 어른들은 왠지 이 의무란 뜻의 말을 그릇 알고 있는 것이 아닌가 생각된다. 어른에게 있어 어린이에게 교육을 시킬 의무는 있을지라도 어린이가 꼭 좋은 성적만을 받아야 할 의무는 없기 때문이다.

배움은 배우는 흉내내는 것부터 시작된다

앞에서도 이야기한 바 있지만, 일본에서의 단 한 사람의 랍비 토케이어씨는 한가한 시간에는 늘 책을 읽는다. 탈무드에 '돈을 빌려주는 것은 거절해도 되지만 책을 빌려주는 것은 거절해서는 안된다.'는 격언이 있는데, 이것은 유대인들이 독서를 얼마나 중요시하고 있는가를 알려주는 말이다.

그런데 토케이어 씨에게 5세된 아들이 있는데 때로 아버지의 공부하는 흉내를 내는 일이 자주 있었다고 한다. 살그머니 책꽂이에서 두꺼운 책을 넘기고 읽는 시늉을 한다는 것이다. 물론 그는 아직 문자를 모르므로 책을 읽지 못할 것은 뻔한 일이다.

그러나 아버지란 언제나 책을 읽는다라는 관념이 그의 마음속에 깊이 뿌리 박고 있어서 적어도 형식적이나마 아버지의 흉내를 내고자 하는 어린 생각이 그와 같은 행동을 취하게 하는 것이다.

아버지의 책 읽는 흉내를 잘 내던 한 어린이가 있었다. 한때 미국 외교의 실력가로 명성을 떨친 바 있었다. 그는 유대인으로서 최초로 미국 국무장관의 지위에까지 오른 헨리 키신저로, 그는 그의 자서전에 그는 어렸을 때 매주 아버지와 함께 공부했었다고 기록하였다.

그의 아버지 루이는 그때 독일 여학교의 교사로 있었는데, 일가가 사는 방 5개의 아파트에는 온통 책으로 싸여 있었다고 한다.

화려한 키신저 외교의 배경에는 19세기 유럽 외교사에 대한 그의 해박한 지식이 있었기 때문이라는 설이 있는데, 그가 어릴 때부터 보아온 책에 파묻혀 독서한 아버지의 모습이 그를 학문의 길로 끌어들였다는 점은 의심할 여지가 없을 것이다.

공부를 중단하면 20년 배운 것을 2년에 잊는다

유대는 현인(賢人)은 없다. 현명하게 공부하는 사람이 있을 뿐이다. '사람은 평생 배우게끔 만들어진 것이다.'라는 것이 유대인들이 갖는 기본적 사고 방식이며 신념이기도 하다. 아무리 지혜가 있는 사람일지라도 배움을 중단하는 것은 허락되지 않는다. 중지한다면 그때부터 지금까지 배워온 것을 모두 잃고 만다고 생각하고 있는 것이다. '20년 배운 것을 2년에 잊는다.'고 하는 우화가 있는 것도 그 까닭에서다. 다시 말하면 인간에게는 현인과 우인(愚人)의 구별이 있는 것이 아니고, 배우고 있느냐 배우고 있지 않느냐에 따라 구별된다고 한다.

하나님에 대한 사고가 추상적 사고의 실마리가 된다

유대 민족은 높은 추상적 사고력을 필요로 하는 학문이나 비지니스에 수많은 인물을 길러내고 있다.

이론 물리학자로서 알베르트 아인시타인, 심리학자로는 지크문트 프로이트가 있다. 비지니스 계통에는 실제 건물을 생각하는 것이 아닌 금융, 혹은 유통 등 돈이나 물건의 흐름에 관계되는 비지니스에 성공을 거두고 있다. 뉴욕의 금융가나 월가(街)에서 일하는 금융 브로커의 반이 유대인이며, 미국인의 소매 상점에서 사용되는 카탈로그의 17%를 좌우하는 판매 회사의 시아즈 로바크도 유대인이 경영하고 있다.

이와같이 유대인의 추리 능력이 우수한 것은 어릴 때부터 '추상으로서의 하나님'에 대하여 생각하는 습관이 길들여져 있기 때문이라고 할 수 있겠다.

유대인들은 모든 우상 숭배를 배격한다. 그리스도교에서는 그림이나 조각에 하나님을 투입시키는 것이 당연한 것으로 되어 있고 주로 많은 그림은 주 예수 그리스도가 십자가에 못박힌 그림이다. 즉 하나님이나 주님은 추상이 아닌 구상(具像)으로서 언제나 눈에 보인다는 상징이다. 그러나 유대교에서는 하나님을 인간과 같이 표현한 예는 한번도 없다. 하나님은 항상 추상의 영역이며, 그 의미로 우리는 항상 '구상화될 수 없는 하나님'을 생각하게 하는 습관을 갖게 하는 훈련을 계속하고 있는 셈이다.

그리하여 사물을 논리적 추상적으로 생각하게 되었다고 말할수 있다. 특히 어린이들에게 하나님은 보이지 않지만 존재한다는 생각을 떠올리게 한다는 것이 큰 지적(知的)자극으로 되어 있는점은 중요한 일이다.

유대의 어린이들이 자주 듣는 이야기는 최초의 유대인 아브라함에 대한 이야기이다.

아브라함은 아버지가 우상(偶像)을 만들어 파는 것을 보며 자라났다고 하는 것으로부터 시작되는 이야기었다.

어린 아브라함에게는 아버지가 공장에서 만드는 우상을 사람들이 하나님처럼 섬기는 것이 이상한 일로 여겨졌다.

이 일은 아브라함에게 하나님이란 무엇인가를 생각하게 했다. 아버지의 손으로 만든 우상은 결코 하나님일 수가 없기 때문이었다. 그렇다면 하나님은 태양일까? 달일까? 여러 생각에 잠기게 되었다.

그러나 태양은 해가 지면 함께 없어지고, 달은 날이 샘과 동시에 사라지고 만다. 그러므로 하나님은 달이나 태양이 아닌 더욱 훌륭한 것임에 틀림이 없다는 결론을 내려, 하나님이란 물질이 아닌 정신이란 점에까지 생각이 미치게 되었다.

특유의 재능개발은 어머니 지도가 이룬다

유대의 격언에 '하나님은 언제나, 아무 데나 계신 것은 아니다. 거기에서 하나님은 어머니를 만들었다.'라는 것이 있다.

아버지가 가정의 지도자임은 틀림없지만 어머니의 애정은 자녀들에게 있어 하나님 만큼이나 절대적이다. 때로는 지나쳐서 (JEWISH MOTHER, 유대의 엄마)란 과보호의 어머니를 뜻하는 비웃음과 같이 쓰여지는 때가 흔히 있다. 랍비 요셉은 이런 어머니의 슬하에서 자랐는데 자기 어머니가 가까이 오는 발자국 소리를 듣게 되면 날쌔게 일어나서

"성령(聖靈)이 가까이 오신다. 일어나야지."

라고 했다는 기록이 탈무드에도 남아 있다.

일반적으로 자녀에 대한 과보호는 자녀를 못되게 만든다고 생각되며 버릇이 없는 어린이를 보면

'엄마가 너무 응석을 받아 주었기 때문'이라고 비판을 받거나 보호가 반드시 못된 어린이로 만들지는 않는다. 반대로 과보호가 어린이의 독창적인 재능을 개화시킨 예도 있다.

예를 들면, 프랑스의 유대계 작가 마르셀 푸루스트도 세상에서 흔히 지칭하는 대단한 응석받이로 자라났다. 어렸을 때는 며칠씩 집을 비우게 되면 히스테리를 일으키고 울어댔다고 한다. 13-14세 때에는

"너에게 가장 슬픈 일이 무엇이냐?"라고 질문을 하면

"엄마와 헤어져 있는 것"이라고 대답했다고 한다.

그는 33세의 어른으로 성장한 후에도 어머니에게 보내는 편지 서두에 '정말로 좋은 어머니'라고 쓸 정도였으며, 하루 2-3회씩 어머니에게 전화를 거는 것은 보통이었다.

당시 어머니에게 보낸 편지에

"우리들 두 사람이 전화로 통화할 때는 서로 곁에 있건 없건, 멀리 떨어져 있건 아니건 간에 항상 정다운 마음이 오고 가며 서로 마주대고 있는 것 같다."고 씌어 있어 마치 연인에게 보낸 러브레터와 같은 분위기를 자아내게 한다.

마치 연인과 같을 정도의 친밀한 어머니 덕택으로 프루스트는 다른 어린이들과는 다른 감정으로 자라난 듯하다. 대학 예비 학교인 리세에 다닐 때에도 극성스런 급우들과는 어딘가 다른면이 있어 꼭 계집애 같았다고 한다. 그것은 어머니로부터 이어 받은 문화적 소양과 연관되어서 말년에 '잃어버린 시간을 찾아서'등의 명작으로까지 이어진 것이라 생각된다.

확실히 보통 어린이와 같은 방법으로 길러지지 않았고 평범하게 본다면 꽤나 이상한 존재로서 여겨졌지만 어머니의 애정이 그의 특이한 재능을 발굴하고 이끌어 준 셈이 되었다.

형제의 개성을 비교하는 것은 서로에게 도움이 된다

우리는 형제, 자매를 전혀 다른 인격을 형성시켜 기르고 있다. 그러므로 형과 동생을 비교하는 짓 따위는 절대 하지 않는다. 예를 들면, 동생에게

"형은 저렇게 공부를 잘 하는데 너는…"

하는 따위로 지능의 우열을 비교하는 식의 일은 만에 하나라도 없다. 왜냐하면, 그것은 동생에게 어쩔 수 없는 능력의 한계를 공연히 강요하는 결과로써 그렇게 말한다 해서 그의 성적이 오를리도 없고 다만 점점 그를 절망케 할 뿐더러, 형과는 또 다른 인간으로 키울 수 있는 능력을 없애버리고 마는 결과가 되기 때문이다.

다시 말해서 형제를 한 가지만의 능력, 예를 들면 학교 성적만으로 비교하는 것은 해(害)가 있을 뿐 아무런 이익도 없다는 것이다. 미국의 국무 장관을 지낸 헨리 키신저의 동생 월터 키신저는 "어렸을 때의 우리는 대단한 라이벌이었다. 그러나 우리 사이는 그다지 빗나간 상태의 경쟁 상대는 아니었다. 두 사람이 모두 직업도 달랐고 성격도 달랐다."고 술회하고 있다.

아마도 헨리와 월터는 유대인의 부모로부터 각자 개성있는 인격으로 길러졌으리라. 현재 월터는 앨런 전기 설비 회사 사장으로서 존경받는 비즈니스맨이 되었는데 그는 형에게 열등감을 갖기는커녕 "신문은 헨리만 뒤쫓지 말고 내 성공 비화도 탐색할 만하지."라고 건전한 라이벌 의식을 불태우고 있었던 것이다.

형제간이라도 어디까지나 한 개인이 지닌 사고방식이 다르다는 건 유대인에 있어서는 실로 수천 년 전부터 유래되어 오는 방식인 것이다. 구약 성경에 '아비는 그 자식들로 인하여 죽음을 당치 않을 것이요 자식은 그 아비로 인하여 죽음을 당치 않을 것이라 각 사람은 자기 죄에 죽음을 당할 것이니라.'(신명기 24장 16절)고 가르치고 있다.

고대에는 가족 중 한 사람이 죄를 범하면 가족 전원이 벌을 받았지만 그 당시 유대인은 개인의 책임을 확실하게 규정지어 비록 한 가족이라 해도 개인이 우선한다고 주장했던 것이다.

모든 완구는 어린이에게 교육 도구가 될 수 있다

유대인의 어머니들은 '교육 엄마'임에 틀림없지만, 동양에서 흔히 들을 수 있는 '교육 엄마'와는 전혀 다르다고 하겠다. 자녀들에게 알뜰하게 공부를 가르치는 일이 없기 때문이다. 또 어린이의 지능 지수를 걱정하거나 수재 교육으로 어린이를 키우려는 생각은 조금도 하지 않는 듯하다.

동양에서 교육열이 높은 어머니를 '교육 엄마'라고 지칭한다면 우리는 오히려 '환경을 만들어 주는 교육 엄마'라고 볼 수 있으리라. 우리는 어린이의 지적인 성장을 도와주는 환경을 정비하고 그 속에서 어린이가 자유로이 자라날 수 있도록 세심한 주의를 쏟고 있다.

유아인 경우 교육 환경 가운데 가장 중요한 것이 있다면 장난감을 들 수 있겠다. 유대의 어머니는 어떤 장난감을 줄 때에도 항상 교육적인 배려를 빼놓는 일이 없다. 그렇다고 해서 우리는 이른바 '교육 완구', 학교 공부에 직결된 장난감을 주는 것은 아니다. 아무리 가까이 있고 조잡한 장난감이나 도구류일지라도 선택 방법에 따라서 기발한 지적 자극이 되기 때문이다.

취침 전에 책을 읽어 주는 교육

유대인의 어머니는 아기에게 주는 중요한 시간은 아기를 침대에 눕히고 그 곁에서 어린이가 잠들 때까지 함께 있는 밤은 짧은 시간이다. 이것은 어린이에게 있어서도 마찬가지이다.

낮 동안 어린이가 아무리 야단을 맞더라도, 또 저녁 식탁에서 태도가 나쁘다 하여 아빠에게 심한 꾸중을 들었어도 일단 침대에 들면 가능한 한 정답게 대해 준다. 어린이가 덮고 있는 이불을 여며주면서

"내일이면 무엇이든 걱정하지 않게 된단다.'라고 말해 준다. 그것은 어린이가 잠을 잘 때 불안감이나 근심거리를 갖지 않게 하기 위함인 것이다. 어린이의 하루를 평안하게 마무리하여 주는, 또 내일도 평안 할 것을 기원하게 하는 예로부터 오는 습관이다.

그리고 어린이가 깊이 잠들 때까지 잠시나마 엄마는 어린이에게 책을 읽어 준다. 이것은 유대인의 어머니들이 어린이에게 직접 주는 지적 교육의 하나라고 볼 수 있다.

어머니가 읽어 주는 책은 유대의 전통에 따라 대개의 경우 구약 성서다. 물론 성경에는 어린이가 이해 할 수 없는 많은 곳이 있으므로 그것을 어머니가 쉽게 풀어서 동화적인 이야기로 들려 준다. 어린이들이 가장 좋아하는 것은 영웅들의 이야기이다. 모세의 '출애굽기', '다윗왕과 거인 골리앗'의 이야기 등에 수천년의 먼 역사를 단숨에 거슬러 올라가서 마치 자신이 그 곳에 있는 것처럼 상상의 나래를 편다.

가정에서 뿐만 아니라 유치원(케델)에서도 어린이들에게 성경 이야기를 들려주는데 엄마의 '베드 사이드 스토리'와 함께 어린이들에게 풍부한 상상력을 심어 주게 된다.

예를 들면 러시아 혁명의 사가(史家)로 명성 높은 유대인 아이자크 도이챠크는 후일 유치원에서 붉은 수염이 달린 선생님으로부터 '출애굽기'를 몇번이고 들었다고 회고했다. 그 선생님은 이야기에 자기 나름대로의 수식(修飾)을 넣었는데 그 상상력이 마치 학생들에게 신들린 것처럼 되어

"홍해의 대기와 바다의 향기가 산들바람을 불러 일으켰다. 우

리는 구름 기둥을 움직이는 산들바람의 보드라움을 느꼈다."라고
그는 쓰고 있다.

교실 안에 학생들이 입을 멍하니 벌리고 숨을 죽인 채 앉아 있
는 듯했다. 취침 전에 책을 읽어 주는 일은 유치원이나 학교 교육
을 복습시키는 의미도 있는 셈이다.

오른손으로 벌을 주었으면 왼손으로 껴안아라

가정에서 자녀에게 주는 벌은 자녀가 성장해 가는 것을 도와주
는 수단이 된다. 구약 성경에 '마땅히 행할 길을 아이에게 가르치
라 그리하면 늙어도 그것을 떠나지 아니하리라'(잠언 22장 6절)라
는 구절이 있는데, 자녀를 '그 가야 할 길'로 인도하기 위해서는
벌을 준다.

그러므로 벌은 반드시 한편으로 애정 표현을 수반하지 않으면
안 된다. 벌을 주는 것만으로 그친다면 부모의 권위로 자녀를 지
배하는 것이 되며, 어린이는 그 개성을 자유롭게 발현시키지 못하
고 오히려 위축시키는 결과가 되고 말 것이다. 이것은 어린이의
성장을 돕는 수단이 될 수 없다.

'오른손으로 벌을 주었으면 왼손으로 껴안아라'라는 유대인의
옛 격언은 벌과 애정을 함께 할 필요가 있음을 표현한 말인데, 실
제로도 유대인은 도구로서 어린이를 때리는 가혹한 짓은 하지 않
으며 보통 손으로 때리곤 한다.

또 껴안는 행위는 유대인에게 있어 최고의 사랑의 표현이다.

이스라엘에 농업을 축(軸)으로 하는 키브츠란 집단 생활체가
있다. 이 지역은 널리 알려져 있다. 이스라엘 국가의 탄생에는 이
키브츠의 역할이 컸으며, 일본 젊은이 중에서도 이 키브츠의 견학

을 위해 이스라엘에 다녀온 사람이 많이 있다.

이 키브츠에서는 독특한 육아방법이 있어, 어린이를 돌보는 일은 주로 부모가 아닌 메타페레트라고 불리는 훈련된 여성 육아부(育兒婦)가 맡고 있다. 그런 까닭에 어린이들은 부모의 집이 아닌 '어린이의 집'에서 협동하며 단체 생활을 하고 있다. 그러나 하루 중 오후 4시부터 취침 시간까지는 부모와 같이 집에서 보낼 수가 있다. 아직 걷지도 못하는 어린이일 경우에는 부모가 데리러 간다.

그 때는 '어린이의 집'으로 어린이를 데리러 온 어머니가 놀이터에서 놀고 있는 어린이를 먼저 껴안는 것을 볼 수 있다.

평생 교육을 위해 어렸을 때 마음껏 뛰놀게 한다

대개의 부모들을 보고 있노라면 자녀를 어릴 때부터 학습에만 열중하도록 하여 어린이의 놀이를 빼앗는 것 같아 보기에 딱하다. 그것은 마치 자녀를 무엇보다도 일류 대학, 재벌 회사에 넣어 빨리 한몫을 해서 자신들의 노후를 보살펴 주기 바라는 것으로밖에 보이지 않는다.

이런 점에서 생각하더라도 나는 우리 어머니와 유대 어머니와의 육아법 차이는 부모와 자녀의 관계를 어디까지 지속시키느냐 하는 그 시간적인 것에 차이가 있다고 생각한다

우리들에게 있어 자녀는 언제까지나 자녀로서 계속된다. 부모는 아무리 나이를 먹더라도 부모로서의 역할을 계속함으로써 그것을 자랑으로 삼고 있다. 예컨대, 나이가 들어 자녀로부터 부양을 받고자 하는 어버이는 유대인 가운데 한 사람도 없다고 본다. 그럴 정도가 되면 차라리 죽어버리는 편이 낫다고까지 생각하고

있다.

이것은 첫째로 가족 중 부모는 부모, 자녀는 자녀여야 한다는 개인주의 사고 방식이 철저하기 때문이기도 하다.

많은 부모들이 부모의 역할은 자녀가 대학을 졸업할 때까지라고 생각하는 것은 아닐는지 모르겠다. 그래서 학업중인 자녀들에게 자유를 주지 않고 구속하다시피 공부하라고 재촉한다. 그것이 자기들의 의무인 양 생각하고 있고 그렇게 키워야 자식의 효도를 받을 줄로 믿는다. 그리고 자녀가 부모를 봉양하는 것은 당연한 일인 양 생각하는 부모가 많다. 자식이 대학을 마치면 부모는 의무를 마치고 이번에는 자녀들로부터 봉양을 받으려고 하는 부모들이 있다면 그 전에 부모와 자녀의 역할 분담을 분명히 해 두는 것이 좋으리라 생각된다.

가정 교육에 해가 되는 일은 가차없이 처리한다

어린이, 특히 유아에 대한 전 책임은 부모가 지는 것이다. 부모는 자기 자녀들의 가정 교육에 모든 책임을 지고 있다. 그러므로 자기 자녀의 가정 교육에 대하여 남의 말 참견은 인정할 수가 없다. 왜냐하면, 유아에 있어 성장의 지침이 되는 것은 결코 남이 아닌 부모이기 때문이다. 어떤 아버지는 이렇게 말했다.

"내 경우를 얘기해 보겠다. 딸이 아주 어렸을 때 나는 초콜릿을 주지 않기로 했다. 그러나 가끔 손님이 오게 되면 선물로 초콜릿을 사 가지고 와서 포장지를 벗기고 큰 초콜릿을 딸의 손에 쥐어 주는 것이었다. 물론 그 사람으로서는 그것이 선의와 호의의 표현이었겠지만 나는 화를 냈었다. 그 사람에게 '이 아이는 제 아이입니다. 무엇을 주거나 하는 것은 제가 정할 일입니다. 단 것이나 자극이 심한 것은 아이들 몸에 해롭다는 것을 당신도 자녀를 기르고 있으니 잘 아시겠지요. 초콜릿을 주지 않으셨으면 좋겠어요.'라고 분명하게 말했다고 한다.

어쩌면 매정한 인상을 주는 이야기가 될는지도 모르겠으나 대개는 이것을 당연하게 생각하고 있다.

이와 같은 케이스는 어느 가정에서나 흔히 있는 일인데 그때마다 부모는 자신의 '가정 교육'의 권리를 분명히 주장할 필요성이 있다고 생각한다. 우리의 어머니도 그렇게 해왔고, 또 딸도 어머니가 되면 분명히 그렇게 할 것이다.

그것은 어린이에게 필요한 것이다. 왜냐하면, 어린애는 아직 자신이 어떻게 행동해야 할 것인지, 무엇을 하면 안 되는 것인지 등의 판단 기준을 전혀 가지고 있지 않기 때문이다.

따라서 그 기준을 부모가 정확하게 제시해 줌과 동시에 그에 대한 책임도 부모에게 있다는 것을 어린이에게 알려 주지 않으면 안 된다.

어린이는 그 기준에 의하여 심신이 함께 성장해 나가게 된다. 다시 말하면 어린이는 정서적으로도 안정감을 갖게 되는 것이다.

삼촌 숙모 및 종형제는 가족의 일원이라고 가르친다

핵가족의 증가로 지금까지는 생각지 못했던 사회적인 문제가 생기고 있다. 부부와 자녀만으로 구성되는 이 핵가족은 문명 사회에서는 거의 통례가 된 듯하다. 미국 등지에서는 핵가족이 아닌 가족을 찾아보기 어려울 정도이다.

이전에 어디에서나 볼 수 있었던 대가족과 비교하면 이 핵가족은 확실히 세대간의 불화도 적고, 적은 인원이므로 집의 공간도 충분히 사용할 수 있다는 이점이 있다. 특히 주부들에게 있어서는 여러 가지 인간 관계에 번민할 것 없이 육아나 자녀 교육에만 전념할 수 있는 이상적인 가족 형태라고 할 수 있겠다.

그러나 한편으로는 어린이들이 다른 친척, 즉 할아버지, 비롯하여 삼촌, 숙모 등 부모 이외에 세대가 다른 어른들로부터 좋은 영향을 받을 기회가 적어지고, 지적으로도 자극이 적은 일종의 크로우즈드 스페이스에 놓여지고 만다는 위험이 따른다.

자녀를 기르는 데는 가능한 한 세대가 다른 여러 층의 사람들과 친밀하게 접촉하게 하는 것이 그 어린이의 장래에 있어 대단히 중요한 일이라고 생각하고 있다.

유대인이 '가족'이라고 말하는 경우, 그것은 부모와 자녀뿐 아니라 할아버지, 할머니, 더 나아가서 삼촌, 숙모, 그리고 종형제까지도 지칭한 것이다. 이 점을 살펴보면 조부모는 그렇다고 치고 삼촌, 숙모, 종형제까지를 가족의 일원으로는 그다지 생각하지 않는 듯하다.

축제일이나 주말이 되면 친척이 찾아와 지내면서 일체감을 확인하는 날로 삼고 있다. 그 감정은 마치 떨어져 살고 있던 아들이나 딸이 모처럼의 휴가에 찾아와서 서로 무사함을 확인하는 것과 똑같은 것이다. 물론 현대는 모두가 가까운 거리에 거주하기는 여간해서 어렵게 되었다. 그러나 그런 경우에도 전화로써 끊임없이 연락을 취하는 것도 잊지 않는다.

미국의 어느 가정에서는 결혼한 가족들이 매월 1회 그 가족중 누군가의 집에서 한데 모여 정담이 오가는 이야기를 나누는 기회를 만든다고 한다. 그때는 삼촌, 숙모, 종형제, 조카, 조카딸 등 수십 명의 친척들이 모이게 된다. 그리고 그날 저금통을 돌리면서 모두 자유롭게 그곳에 돈을 넣는데 그것이 일정액에 달하게 되면 가족들이 쇼 구경을 가거나 지방으로 여행하거나 하는 자금으로 사용한다.

이와 같은 '대가족 시스템' 속에나 자라나는 어린이들은 부모 뿐만아니라 부모와는 전연 별도의 생활을 하고, 다른 사고 방식을 가지며 혹은 다른 직업에 종사하고 있는 어른들과 접촉하게 되어 영향받는 기회를 갖게 되는 것이다. 즉 우리들 유대인의 지혜란 단지 이 사람에게서 저 사람으로 전하여 지는 것이 아니라, 이와 같은 시스템이 있음으로 해서 하나의 세대에서 다른 세대 사이에 격절(隔絶)함이 없이 전해온 것으로 생각한다.

친구 선택은 한 단계 높여 하라고 충고한다

유대인은 친구와의 교제를 중요시한다. 중요시한다는 말의 의미는 누구하고라도 친구가 되라는 것은 아니다. 물론 많은 사람과의 교제는 바람직한 일이지만 유대인은 참다운 친구를 선택할 때는 오히려 가능한 한 신중을 기하려고 한다.

친구는 우선 자기를 이끌어 줄 사람이 아니면 안된다.

자기 발전에 도움이 되는 친구라면 더욱 좋겠다. 탈무드에 "친구를 선택할 때는 한 단계 높여서"라고 말하고 있다.

유대인의 어머니는 자녀가 친구를 집에 데리고 올 것을 권장하지만 만약 그 친구가 바람직하지 않을 경우에는

"엄마는 네가 그 어린이와 교제하는 것을 반대한다."고 분명히 말해 준다. 그럴 경우 계단을 '한 단계 올라서는' 것이 아니라 '한 단계 내려가는' 것이 된다.

'한 단계 올라서라'는 말은 '공부를 잘 하게 하는 친구를 사귀게 하는 것이다.'라고 판단하는 사람이 있을지 모르겠으나 그것만이

친구를 고르는 기준은 물론 아니다.

유대인은 철저한 개인주의자이다. 무엇보다도 남과 자신이 다르다는 것을 중요시한다.

예컨대, 포크와 나이프를 사용하는 솜씨는 없더라도 남보다 여러 개의 언어를 말할 수 있다면 그 사람은 가치를 인정받게 된다. 그는 보다 훌륭한 솜씨로 포크를 사용하는 것보다는 1개 국어라도 마스터하는 편이 훨씬 나은 것으로 생각된다. 공부를 잘하느냐 못하느냐는 단지 일방적인 기준에 지나지 않는다. 비록 공부는 잘하는 편이 못되더라도 어린이의 개성과 가능성을 끌어올려 줄 수 있는 상대가 된다면 역시, 한 단계 올라선 친구를 고를 것이다.

또 한 가지 주의하지 않으면 안될 것은 어머니 자신의 좋고 싫음으로 판단의 기준을 두어서는 안된다는 것이다. 자녀가 그 친구의 영향을 받게 되어 개성이 향상될 수 있다면 설령 어머니가 좋아하지 않는 형의 어린이라도 반대할 이유는 없는 것이다. 어디까지나 자녀의 입장이 되어 판단해야 하는 것이다.

'저 애는 시끄러워서'라든가, '저 애는 방안을 흩어 놓아서'라든가, 또는 '저 애는 목소리가 너무 크기 때문에'라는 외형적이고 사소한 일로 반대하게 되면 아이는 오히려 보다 훌륭한 친구의 선택은커녕 그 능력조차 상실하고 말 것이다.

친구의 부모는 부모의 친구가 아니다

이웃집과 교제가 없던 주부도 아기가 태어나게 되면 점차 그 아기를 중개로 해서 이웃과 교제를 시작하는 경우가 흔히 있다.

한 일본인이 이런 이야기를 해준 일이 있다. 그녀의 딸이 두 살 정도 되어 밖에서 놀게 되면서부터 이웃집 어린이와 친해지게 되었다. 그러던 중 친하게 지내던 여자아이를 아침마다 현관에 데려다 놀게 한 것까지는 좋았는데, 어느 날 그 어린이의 어머니가 함께 와서 한 번도 이야기를 나눈 적이 없는데 친한 사람처럼 말을 걸어오더니 결국에는 집안에까지 들어와서 한 시간씩이나 수다를 떨다가 갔다는 것이다. 그 다음 그것이 습관이 되었다는 것이다. 그리고 그는,

"참 곤란해요. 나는 조금도 그렇게 여기지 않는데 아주 오랫동안 사귀어 온 친구인 양 시장이나 하이킹에 같이 가자는 거예요." 라고 투덜댔다.

유대인에게는 이와 같은 일은 절대 일어나지 않는다. 어린이를 매개로 해서 부모들이 친해지는 예는 없다. 부모는 분명히 상대방 어린이의 어머니 얼굴을 아는 정도이며 알고 지내는 사이일 뿐 그 관계는 어린이들의 부모에 지나지 않으며 친구는 아닌 것이다.

친절은 최상의 처세다

친절은 유대인들에게 있어 단지 도덕이나 공공심(公供心)의 모범적인 행위 문제만이 아니다. 사람은 나름대로의 지혜있는 인간으로 성장해 가는 것이라고 한다. 그러므로 어린이가 무엇인가 친절을 베풀었다고 해서 부모가 칭찬을 하거나 어린이가 칭찬받을 것을 기대하면서 친절을 베푸는 것은 그다지 평가받지 못하는 일이다. 즉 친절은 자신의 특히 어린이의 심적 성장에 관계되는 행위이므로 부모나 남이 그것을 어린이에게 분별없이 강요하거나 칭찬하거나 하는 것이 아니다.

유대인의 제1의 경전(經典)인 구약 성경에 친절에 관한 기록이 몇가지 있다. 저 유명한 '소돔과 고모라'의 이야기는 친절을 외면

한 인간들의 죄를 표현한 것이라고 생각할 수 있다.

그 이야기는 다음과 같다.

소돔과 고모라는 사해(死海)의 남안(南岸)에 있던 도시였다. 어느 날 한 여행자가 이 도시를 찾게 되어 도시의 금(金)을 지키는 파수역을 하게 되었다. 그런데 그곳에 도둑이 들어 그가 지키던 금 50장을 훔쳐가고 말았다. 끝내 이 여행자는 그것을 변상할 수가 없어 두 딸과 함께 노예로 팔려가게 되었다. 소돔의 시민은 죄가 많은 사람들인 고로 타처에서 온 사람들을 함정에 빠뜨리기를 상습적으로 해 왔는데, 이 경우도 금화를 훔친 것은 소돔의 시민이었던 것이다.

그런데 노예로 팔려간 딸 하나가 옛 친구를 만나게 되어 배고픔을 호소하자 그 절친한 친구에게 먹을 것을 주었다.

뒤늦게 이 사실을 알게 된 시민들은 그 친절을 베풀었던 친구를 잡아다 사형에 처하고 말았다.

그것도 전 나체에 꿀을 바르고 벌집 아래에다 매달아 수많은 벌들이 달려들어 쏘아서 죽이게 하는 방법을 썼다.

'여호와께서 유황과 불을 비같이 소돔과 고모라에 내리사 그 성들과 온 들과 성에 거하는 모든 백성과 땅에 난 것을 다 엎어 멸하셨더라.'(창세기 19장 24-25절)

이것이 친절을 베푼 인간을 죽인 도시의 최후의 심판이었던 것이다. 이와 같이 친절은 최고의 지혜이며 반면에 부정하는 행위는 최고의 벌을 받는다고 한다.

선물 대신 돈으로 주지 않도록 한다

유대인의 격언에 '부자에게는 자녀가 없다. 다만 상속자가 있을 뿐이다'라고 하는 무섭고도 명확한 말이 있다. 옛날 화폐가 없던 시대에서의 화폐는 바로 금이나 은으로 통용되었으므로 돈은 '아주 차가운 것'이란 관념이 보다 확실했다. 갑부는 그 차가움을 가득 안고 있는 것과 같으므로, 그 차가움이 전신에 전해지고 가족에게까지 미치게 되어 온정이 없는 가정이 형성되었다고 말한다. 그러므로 자녀는 자녀가 아닌 단지 어버이의 배후에 안치된 '차가운 돈'의 상속자가 되고 만다는 사실을 이 격언은 의미하고 있다.

이 격언은 현재도 어버이와 자녀간에 금전이 개재한다는 무서운 사실을 일깨워 준다고 생각한다.

돈을 가지고 어린이에게 접촉하는 것은 피해야 한다. 왜냐하면 돈을 가지고 따지면 앞의 격언처럼 부모와 자녀관계를 차갑게 하기 때문이다.

유대인은 자녀에게 선물을 할 경우 돈으로 대용하는 짓 따위는 결코 하지 않는다. 만약 선물 대신 돈으로 준다면 자녀에게 "자, 이 돈으로 아무거나 사려무나."라고 돈을 휙 던져 주는 것과 같은 결과가 될 것이다. 때로 방문한 손님이 돌아가는 길에,

"아기에게 주세요."라며 돈이 든 봉투를 놓고 가는 수가 있는데 그런 경우에도 아이들에게 줄 때는,

"고맙게도 이 돈을 놓고 가셨단다. 어떤 선물을 그 사람에게서 받았다고 생각하거라."고 말해 준다.

선물은 무엇인가 의미가 있으며, 부모와 자녀지간이라면 정이 오감을 확인하기 위한 것이어야 할 필요가 있다. 돈이란 그런 점으로 본다면 아주 거리가 먼 존재라고 생각한다.

19세기 중엽까지 유대인으로 갑부였던 로스 차일드가(家)의 수장이었던 암세르라고 하는 사나이는 반(反)유대 폭도가 밀려들자,

"당신들은 돈 많은 유대인에게서 돈을 얻고 싶겠지. 독일인은 4

천만명이나 되지. 그 정도의 수의 플로린 금화는 가지고 있다. 자, 당신들 한 사람마다 1플로린씩 던져 주겠어"라며 손을 벌리는 폭도들에게 돈을 던져 주었다고 한다.

그 암셰르에게는 끝내 자식이 없었다. 만일 그에게 자녀가 있었더라면 그렇게 모욕적으로 돈을 주지 않았을 것이다.

돈과 애정은 바꿀 수 없다. 따라서 돈은 애정의 표시이어야 할 선물 대신으로 사용될 수도 없는 것이다.

음식물에 대하여 하나님께 감사하도록 가르친다

유대인은 매일같이 식탁에서 하나님을 축복하고 하나님께 감사를 드린다. 식사는 어디까지나 종교적 행위이며, 하나님의 도움으로 매일 식사를 할 수 있다고 어린이들에게 가르쳐 준다.

식사 때마다 식탁에 빵을 놓고 하나님을 축복하는 것은 늘 그들을 잊지 않게 하기 위해서다. 이렇게 하여 어린이는 그 하루가 무사하게 끝난 즐거움을 저녁 식탁에서 찾게 되는 것이다.

특히 안식일인 금요일 저녁 식사는 세 시간이나 들여서 요리한 고기를 갖춰 놓고, 역시 세 시간 정도로 긴 식사를 한다. 식후에는 노래하고 춤을 추며 즐겁게 보낸다.

우리 인간들은 동물과 달라서 먹는 것만으로는 인간으로서의 가치가 없다고 생각한다.

가정에서는 최근 온 가족이 모두 모여서 식사를 하는 기회가 차츰 적어졌고, 식사 시간도 단축되어 심심한 식사가 되어가는 경향이 있다. 그러나 유대인 가정에서는 그런 일은 결코 없다. 하나님께 감사하는 식사는 항상 오랜 정담으로 화목하게 진행되기 때문이다.

유대의 축제도 역시 식탁을 중심으로 벌어진다. '새해 (유대력으로 1월 1일인데 보통 9월-10월에 있다.)의 식사는 무려 다섯 시간이나 계속되는 경우가 있다.

봄의 유월절 (이스라엘 민족의 자유와 해방의 축제, 보통 3-4월의 1주간)에는 식탁 위에 실로 여러 가지 음식이 가득 찬다. 이때의 고기 역시 세 시간 이상이나 걸려서 요리된 것들이다.

축제 때는 할아버지, 삼촌, 종형제, 조카 등 가족 전원이 한 식탁에 둘러앉아 함께 식사를 한다. 먹으면서 구약성경으로부터 시나 전설을 이야기하고 노래도 부른다.

이렇게 그들은 하나님께 기도하면서 가족의 굳은 결속을 확인한다. 어린이들은 이런 식탁의 분위기 속에서 자라기 때문에 하나님께 감사하는 마음이 자연스럽게 우러나오는 것이다.

성교육

유대인들은 섹스를 지극히 자연스러운 것으로 받아들인다. 구약성경에 '아담이 그 아내 하와와 동침하매 하와가 잉태하여 가인을 낳고 이르되 내가 여호와로 말미암아 득남하였다 하니라.'(창세기 4장 1절)라고 인류 최초로 이루어진 성행위에 대하여 간결하게 적혀 있다. 이 말 가운데 동침했다란 히브리어로 야다 (YADA)라고 하는데, 이 야다란 말의 뜻은 '섹스를 한다'와 '상대를 안다'의 두 가지 의미가 있다. 육체적인 사랑의 합침이야말로 서로를 아는 일이라고 할 수 있겠다.

유대교인은 그리스도교인처럼 섹스에 죄의 관념을 끌어들이지 않는다. 하나님께서 허락하신 것이므로 그렇게 해도 좋다고 단순히 받아들인다. 탈무드에도 섹스는 자연의 일부, 섹스 행위에 부자연한 것은 아무 것도 있을 까닭이 없다라고 하는 실로 놀랄 만한 말이 적혀 있다.

텔레비전의 폭력 장면

텔레비전에 자주 등장하는 폭력은 어떻게 생각하면 일반화된 느낌마저 든다. 텔레비전의 난폭한 장면을 보고 이에 충동을 느낀 젊은이가 죄를 범하게 되는 사건이 이따금 신문지상에 오르내린다.

'텔레비전은 무익한 것이다'라는 이야기를 자주 듣게 된다. 그러나 우리들에게 미치는 텔레비전의 악영향은 거의 없다고 할 수 있다. 유대인은 어린애들에게 안식일을 뺀 오후 6시 30분까지는 텔레비전 시청이 허락된다. 단 어린이 프로에만 한정되며, 혹 어른이 보는 프로를 보면 슬그머니 스위치를 내리고 만다. 폭력을 가하는 등의 장면이 어린이들이 보는 시간에 수상기에 비쳐지는 일이란 찾아볼 수 없는 일이다.

단지 폭력이라 하더라도 다큐멘터리는 다르다. 유대인들은 갖가지 박해의 역사를 치러왔다. 특히 제 2 차 세계 대전에 나치스에게 당한 대량학살은 지금도 그들 한 사람 한 사람과 깊은 연관성을 가지고 있다. 거의가 조부모도 백부, 백모도 모두 살해되어 지금은 누구 한 사람 존재하지 않는다. 일본에 사는 단 한 사람의 랍비인 마빈 토케이어 씨의 가족도 거의가 아우스비츠에서 학살 당했다. 그의 어머니는 11형제였지만 그의 어머니를 빼놓고는 모든 형제와 자손이 학살 당했다는 것이다. 이런 이유로 하여 유대인은 폭력을 매우 싫어한다.

거 짓 말

유대인들은 하나같이 합리주의자다. 예를 들면 《탈무드》의 해석을 두고 오래도록 논쟁이 벌어졌을 경우 서로 따지며 토론함을 정칙으로 삼는 것이다. 이런 경향 때문에 가끔 '유대인은 추상적이다'라는 말을 듣게 되는 수가 있지만 이치에 맞는 논리를 토론하는 것은 무엇보다도 중요하게 생각하는 것이다.

그러므로 유대인의 어린이들은 산타크로스가 있다는 등의 공상적인 이야기는 듣지 못한다. 왜냐하면 그런 이야기는 일시적인 어린이의 상상력을 일게 할 수 있을지 모르나 어린이의 일생을 긴 안목으로 본다면 단지 '망상적인 꿈'으로밖에 되지 않기 때문이다.

그래서 아이들에게 죽어서의 천당이나 지옥 등의 이야기를 절대 들려주지 않는다.

이런 환경 속에서 길러진 상대성 이론을 발표한 유대인 아인시타인과 매독 반응의 발견자 와르세만, 혈액형의 발견자 란드시타인어 등의 과학자, 혹은 냉철한 현실의 판단으로 세계 제일의 금융재벌이 된 로스 차일드가(家) 등이 생겨난 것은 지극히 당연한 일인지도 모르겠다.

또 합리주의를 부르짖는 유대인은 기적을 절대 기대하지 않는다. '그렇다면 구약 성경에 나타난 많은 기적들은 어떻게 된 것이냐?'고 의문을 제기할지도 모르겠다. 그러나 구약성경의 기적은 어떤 것이라도 과학적으로 입증할 수 있는 것들이다. 세상에 존재하지 않는 기적은 한 가지도 씌어 있지 않기 때문이다.

최고의 벌

자녀에게 어떤 벌을 주어야 할 것인가? 이것은 자녀에게 주는 가정교육의 요점일 것이다. 다시 말해서 어떤 벌을 어떻게 효과적으로 주어야 하는가는 중요한 문제인 것이다.

예를 들어, 자녀가 관계해서는 안 될 일에 관계했을 때 '관계해서는 안 된다고 말했었지'라며 말로 꾸짖을 때도 있고, 손으로 때리면서 저지시키는 등 여러 가지가 있다. 즉 자녀가 한 행동이 얼마나 잘못된 일인가를 알려 주기 위한 여러 가지 벌을 주는 방법이 있는 것이다. 이것을 강력하게 밀고 나가지 않으면 엄마가 주는 주의나 경고는 자녀에게 아무런 영향도 주지 못하게 되며, 결국은 제멋대로 행동하는 아이로 자라갈 것은 뻔한 노릇이다.

이와 같은 형편은 어느 사회에서나 똑같겠는데, 다른 어머니와 마찬가지로 유대의 어머니들도 자녀에게 보다 현명한 벌을 주기 위한 방법에 여간 신경을 쓰는 것이 아니다. 아마 강력한 벌을 따진다면 결코 뒤지지는 않을 것이다.

그러므로 밖에서 들어온 자녀가 코우트를 벗어서 팽개치기라도 하면 크게 야단을 친다. 몹쓸 짓을 했으면 엉덩이를 때려 주거나 따귀를 주저치 않고 때린다. 그러나 그 위에 더 추가하는 벌로써 침묵이란 무기를 항상 준비하고 있다는 사실을 알아야 한다.

어느 유대 부인이 이런 이야기를 들려 주었다.

"하루는 세 살박이 딸이 친구한테 선물받은 글라스를 들고 다니는 것을 발견한 일이 있었다. '저런, 깨뜨리겠네. 어서 엄마에게 줘요.'라고 했더니, 딸은 '아니, 안 깨뜨려요'라며 글라스를 꼭 쥐고 내놓으려 하지 않았다. 나는 빼앗기를 단념하고 내버려 두었더

니 몇 분후에 쨍그렁 하고 그만 글라스를 마루에 떨어뜨리고 말
았다.

'그것 봐, 엄마가 말했잖아, 너하고는 말하지 않겠어. 너도 말을
걸지 마'하고 그 후 나는 30분 동안이나 계속 침묵을 지켰다고.

어머니와 자녀간의 커뮤니케이션의 수단인 대화(對話)를 끊는다는 것
은 자녀에게 주는 최고의 벌이라고 생각한다. 침묵하고 있는 동안
자녀와의 교류를 일시적으로 끊음으로써 자녀를 아주 무시하고
마는 것이 되므로 이것만큼 효과적인 벌은 없다. 경우에 따라서는
엉덩이를 때려 주는 것보다도 훨씬 아이들 마음에 부담을 주는
벌이 된다. 자녀들은 긴 장하게 되고 의아해 하면서도 자신이 범
한 잘못에 대하여 깊이 반성하는 계기가 되는 것이다.

그러나 자주 사용할 수단은 못된다. 앞의 예에서처럼 이미 말로
타일렀는데 지키지 않을 때 그러므로 최악의 사태를 초래한 경우,
또는 부모를 모욕하는 언동을 했을 경우 등, 가정 교육의 근간(根
幹)에 관계되는 일일 경우에만 사용해야 할 무기인 것이다.

자녀를 협박해서는 안 된다

유대인들은 건강을 대단히 중요시하고 있다. 물론 첫째로 몸의
건강을 위해서 청정한 코우샤 푸드를 먹고, 식사 전 손의 청결에
대하여 종교적인 계율까지 두고 있음은 앞서도 말한 바가 있다.
그러나 그에 버금가는 중요한 건강은 정신적인 건강이다. 이 마음
의 건강이란 몸의 건강에 견주어 본다면 항상 몸의 상태가 좋지
않아 찌뿌듯한 상태로 마음이 언제나 우울하여 기분이 좋지 않고
겁에 질려 부모의 눈치를 살피기만 하는 것을 피하도록 하는 것
이다.

이와 같이 자녀의 성격을 억압하는 일 없이 그늘 없는 명랑한 아이로 키울 수 있는 최대의 요점은 자녀에게 대하는 부모의 다정스런 태도다. 즉 자녀를 대할 때는 늘 명쾌한 태도를 취하는 것이야말로 자녀의 성격을 건전하게 형성시키는데 빼놓을 수 없는 일인 것이다. 부모가 자녀에게 대하는 다정한 태도에 대하여 표현한 유대의 격언이 있다.

'자녀를 협박해서는 안된다. 다만 벌을 주어야 할 것인가? 용서해야 할 것인가의 두 길밖에 있을 수 없다'

이것은 명확히 행동하는 것만큼 자녀의 건전한 성격을 형성시키는 일은 없다고 하는 데서 온 격언인 것이다. 유대인들은 벌을 주려고 마음 먹었을 때 도중에서 그만 두게 한다든가 어중간하게 행하는 일은 절대 없다. 그러나 벌을 주지 않겠다고 마음을 먹으면 모든 것을 없었다는 듯이 깨끗하게 용서해 준다.

지크문트 프로이트에게 일곱 명의 충실한 제자가 있었다. 그들은 프로이트에게서 주피터의 머리를 조각한 고대 로마의 복제품을 선물로 받았다. 이유는 한 마음으로 단결해서 정신 분석학계를 정립해 나가자는데 있었다.

그러나 그 제자 중 하나인 오토 랑크가 프로이트 학파로부터 이반(離反)하여 스스로 독립적인 학파를 만들어 냈다. 랑크는 프로이트가 청년시절에 친구로 맞아 정신 분석의 훈련을 시켜온 그에게는 마치 자식과도 같은 제자였다.

그러나 프로이트는 이반 행위에 대하여 "나는 그의 무엇이라도 용서하겠다. 이제 끝났다"고 했다 한다.

이 사건은 프로이트와 그의 제자, 곧 사제 관계에 있어 스승의 현명한 판인인 실로 훌륭한 예인 것이다. 그렇다면 이러한 명석한 판단이 부모와 자녀 사이에 일어난다면 자녀는 어떤 반응을 일으키게 될까? 그렇다. 자녀는 분명 벌과 용서를 분명히 구별하여 행동하는 부모의 태도에 쓸데없는 부담감 없이 자라나게 될 것이다. 반대로 부모가 벌을 주는 것인지 아니면 용서해 주는 것인지, 어느 쪽인지 분간할 수 없는 애매한 태도를 취한다면 자녀는 도대체 어떻게 되는 건지 불안한 마음을 항상 가지고 있게 될 것이다.

부모의 방심

유대인은 아이들이 나쁜 짓을 했을 경우 머리 부위를 빼놓고 어디든지 체벌을 가하는데 주저하지 않는다.

유대인은 아이들과 외출했을 때 아이들이 남에게 해서는 안 될 말을 했다면 아무리 볼 일을 마치지 않았더라도 즉시 아이를 집으로 데리고 와서 엉덩이나 뺨을 때리고 꾸짖는다. 또 아이가 나쁜 짓을 했을 때는 거리의 사람들이 보는 데도 불구하고 그들 앞에서까지 때리며 꾸짖을 정도이다.

그들은 아이들을 다스림에도 손도 입(말로 꾸짖음)이나 눈(눈 흘김)의 질책과 같이 어린이를 다스리기 위한 도구로 사용함을 서슴지 않는다. 손은 눈이나 입과 달라서 실제의 고통을 주게 되므로 자신의 행위를 반성시킬 수 있는 효과를 얻을 수 있다.

그러므로 체벌은 아이의 비뚤어진 성격을 고쳐 주는데 절대적으로 필요하며 따라서 아이들 몸에 주는 고통도 피할 수 없는 일이다. 고통을 꺼려 아이들의 버릇이 나빠졌다면 그것은 부모의 책임인 것이다.

'초달(매질)을 차마 못하는 자는 그 자식을 미워함이라. 자식을 사랑하는 자는 근실히 징계하느니라'(잠언 13장 24절).

어떤 자녀에게라도 멋대로 하게 하여 응석을 받아 주며 방심하

는 것은 부모의 책임 이행을 완수하지 못할 뿐만 아니라 자녀를
미워함과 같다는 것이다. 즉 진정으로 자녀를 사랑하고 있는 부모
라면 자녀에게 매질을 할 것이며, 그것조차 할 수 없는 부모는 자
식을 미워하고 있다해도 과언이 아닐 것이다.

또 다음과 같은 기록도 있다. '아이의 마음에는 미련한 것이 얽
혔으나 징계하는 채찍이 이를 멀리 쫓아내리라'(잠언 22장 15절)
혹은 '채찍과 꾸지람이 지혜를 주거늘 임의로 하게 버려 두면 그
자식은 어미를 욕되게 하느니라'(잠언 29장 15절)라는 것도 있다.

어떤 것이나 체벌이 자녀를 길들이는데 필요하고 그것이 지혜
와도 관련이 있음을 강조한 부분이다.

물론 우리가 채찍을 가지고 자녀를 때리는 것은 아니다. 이것은
상징적인 말인데, 부모의 손으로 직접 대리는 것은 어린이를 미워
해서가 아니라 '사랑의 채찍'인 것을 분명하게 하고 있다.

유대의 격언에 '아이를 때리지 않으면 안 될 경우에는 구두끈으
로 때려라'라는 온화한 표현도 있다. 즉 체벌의 목적은 아이들에
게 주는 육체적인 고통에 있는 것이 아니라 어디까지나 바른 성
격 형성에 있는 것이므로 아이들에게 상처를 입히는 체벌은 피하
는 것이 당연한 일인 것이다.

가족이 함께 하는 식사

어떤 유대인이 이런 경험을 이야기했다.

"나는 일본인 가정에 저녁 식사 초대를 받고 간 일이 있었는데
참으로 기이한 경험을 했다. 그 집 식구들과 우리 부부가 식탁에
앉아 식사를 하던 중이었다. 그 집 장남인 초등학교 4학년 아이가
벌떡 일어나더니 식당 구석에 있는 텔레비전의 스위치를 넣는 것

이었다. 텔레비전은 마침 우리 모두가 볼 수 있는 위치에 놓여 있었다. 우선 그 자체가 나에게는 실로 이상하게 생각되었다. 나의 경우는 식사를 하면서 텔레비전을 보는 일이 없기 때문이다. 그 텔레비전에서는 이른바 홈 드라마를 하는 장면이었는데 그 화면에서도 가족들이 모여 앉아 식사를 하고 있었다. 출연자들은 하나같이 텔레비전을 보면서 식사를 하고 있는 것이었다. 식사를 하며 텔레비전을 보는 우리에게 또 하나의 식사를 하면서 텔레비전을 보고 있는 모습을 보자니 조금 기묘한 기분이 들었다. 또 그 시간에 일본의 모든 가정에서 그 장면을 보면서 식사를 한다는 것이었다. 어떤 사람은 일본의 가정은 텔레비전을 통해서 온 가족이 일체가 된다고 하는 이도 있었다."

한 살이 될 때까지는 식탁에 앉히지 않는다

앞에서 말했듯이 식탁은 가족의 한 사람으로서가 아니라 가족과 가지는 교류의 장소일 수도 있다. 그것은 식탁을 둘러싸고 온 가족이 마주했을 때, 어른은 물론이고 유아기의 어린이까지 무의식중에라도 가정이라는 한 집단 의식을 느낄 수 있기 때문이라고 생각된다. 그러나 그 느낌 중에서는 각자의 연령에 따라 차이가 있을 것이다.

예를 들면, 전혀 할 수 없는 어린이와 조금은 언어 소통이 되는 어린이는 환경을 파악하는 느낌이 전혀 다를 것이다.

제아무리 식탁이 가족의 중요한 교류 장소가 된다 할지라도, 한 살 이하의 아기를 함께 참석시킬 필요는 없다고 생각한다. 왜냐하면 갓난아이는 간혹 식탁의 참석자가 아닌 방해자가 될 경우가 있기 때문이다. 그들은 식탁에서의 행동거지를 알지 못하며, 자신의 몸을 자유 자재로 움직일 수 없이 불편함으로 즐거워야 할 식탁을 엉망으로 만들어 놓는다.

그러나 어리다고 해서 한정없이 가족과 별도로 식사를 시켜서는 안 된다.

유대인들은 그 한계의 날을 돌날을 잡고 있다. 이때부터 비로소 어린 아기는 부모와 함께 식사하는 것이 허락된다. 겨우 부모의 식사하는 것을 흉내낼 수 있는 능력이 있기 때문이다. 당분간은 식탁에서 방해자가 되지만, 어떤 어린이를 막론하고 어른의 흉내를 내면서 행동을 익히게 되므로 사소한 잘못은 눈감아 주면서 아이들에게 협조해 준다. 그러나 결론을 내린다면 돌이 되기 전까지의 아기는 아무리 흉내를 내더라도 의미가 없으므로 참석시키지 않는다는 이야기이다.